乾くんの

教えて！四診

上巻

石井尊子

東洋学術出版社

もくじ

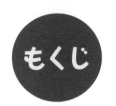

胞系

脾系　肝系　腎系

右四葉　　左三葉

望

診

上口

大腸上口

小腸下口即

肛門

上口

小腸下口即大腸上口名闌門

下口

下口

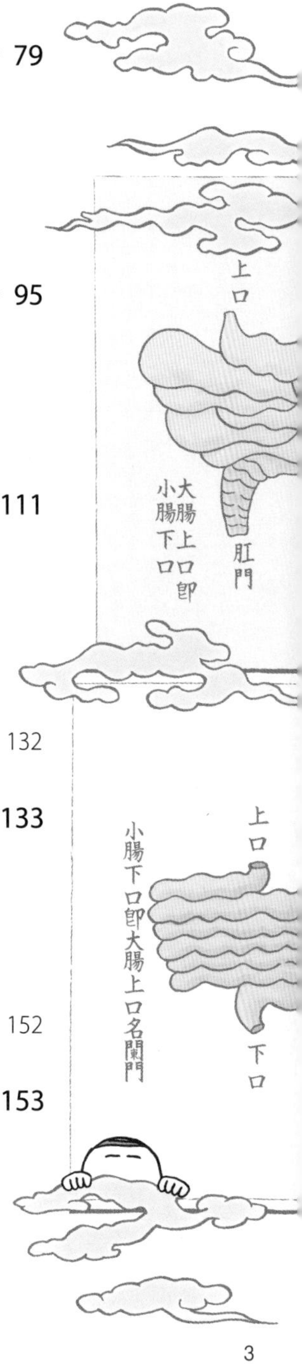

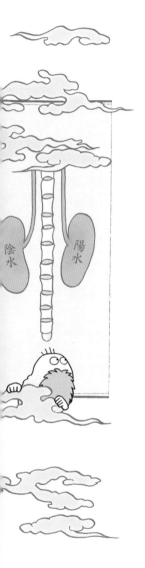

陰水

陽水

聞診

心は成長の臓
夏の太陽の如く陽気に満ちる

心は神を生む
血液が充足すると神気が生まれて神明（精神意識活動）を維持する

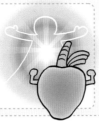

心は心包絡に守られる
心の外周は心包絡が覆い心の代わりに邪を受ける

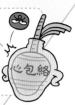

肝は生発の臓
春の芽生えの如く疎通する気に満ちる

疎通

心は舌に通じる
心の経脈は舌根部に通じて舌を動かし言語を発する

心は血を化生する
心は脾・胃・腎に陽気を注ぎ温めて飲食物の腐熟・運化・昇精を促す
心は精微を血液へと化生させると自らの陽気によって全身の脈へ巡らす

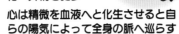

脾は水穀精微の臓
土の如く飲食物から水穀精微を作り蓄える

脾は栄養の物流管理者
脾は胃が消化した飲食物を吸収し精微に化す精微の一部は心へ送られて血へと化生し、一部は肺へ供給されて肺気を滋養する

精微

肝は蔵血する
血を温め全身に巡らす肝経に属す衝脈・任脈との協調作用で蔵血に長ける

衝　任

肝は筋を生む
全身の筋は肝の気血供給により拡張収縮が可能で骨との結合や関節の自由な運動が維持される

筋はココ　肝の気血は爪も養う

脾は肌肉を養い温める
脾は全身の組織へ栄養を送る特に四肢や肌肉を滋養し温煦する

肝は目に通じる
両眼には五臓六腑の精気が注ぐが肝の血気が突出して多い

脾は口唇に通じる
口と唇は飲食が入る門戸であり脾の経気が通じる

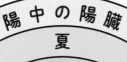

心は君火

腎は封蔵の臓
冬の氷の如く全身の精気を貯蔵し守る

肺は収斂の臓
秋の清粛の如く下降内斂の気に長ける

清粛

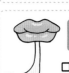

中央の円図
陽中の陽臓
夏
心
火
木
土
水
金
生
春
肝
長夏
脾
陰中の至陰
収
秋
肺
陽中の陰臓
腎
冬
蔵
陰中の陰臓
陽中の陽臓（左）
陰中の陽臓（左下）

腎は全身の精気を貯蔵する
腎で貯蔵する精気を腎精と呼ぶ腎精は生殖機能を司る

精気

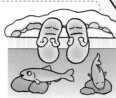

心は君火
腎は相火

肺は全身の気を主宰する
肺は呼吸により体内の気と外界の気を交え宗気を化すと同時に衛気営気の循環リズムを保つ

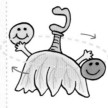

腎精は髄を生む
腎精は髄を生み骨を主管する腎精の充足は強い骨や関節を育む髄は脳を満たし頭の回転をよくする

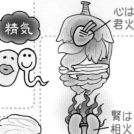

腎陽は全身の気化を支える
腎精のうち陽気の作用を発揮する気を腎陽と呼び臓腑を温め全身の気化作用を支える

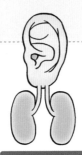

腎は耳に通じる
腎気が耳に通じ調和することで五音が聞こえる

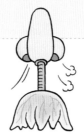

肺は鼻に通じる
肺による気体の交換や呼吸は鼻腔を通じておこなわれる

肺は全身の皮毛を養う
肺気は表を司り全身の皮毛と腠理に注いでいることから体表と肺は相関関係にある

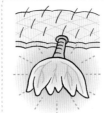
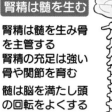

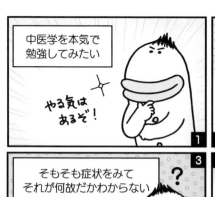

1 中医学を本気で勉強してみたい
やる気はあるぞ！

2 でも弁証ってむずかしい
あっちが痛くて　こっちが痒くて

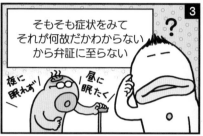

3 そもそも症状をみてそれが何故だかわからないから弁証に至らない
夜に眠れず　昼に眠たく

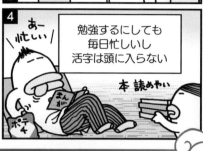

4 あー忙しい　勉強するにしても毎日忙しいし活字は頭に入らない
本読めない

この本を読んで欲しい理由 と 主な登場人物

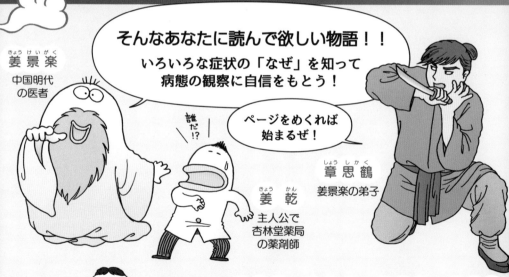

そんなあなたに読んで欲しい物語！！
いろいろな症状の「なぜ」を知って
病態の観察に自信をもとう！

ページをめくれば始まるぜ！

誰だ!?

きょうけいがく
姜景楽
中国明代の医者

しょうしかく
章思鶴
姜景楽の弟子

きょうかん
姜乾
主人公で杏林堂薬局の薬剤師

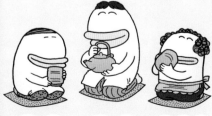

きょうしょう
姜生
姜乾のお父さん
台湾出身の中医師

きょうおう
姜黄
姜乾の従兄弟
台湾在住

きょうすみこ
姜炭子
姜乾のお母さん

しもじおふこ
霜塩附子
姜乾が思いを寄せる相手
花屋の店員

かつらししぞう
桂肉造
アーバン薬局に勤める薬剤師で姜乾の友人

かつらえりこ
桂枝里子
肉造の妹
姜乾に片思い

くもきかおり
雲木香
姜乾が勤める漢方薬局の管理薬剤師

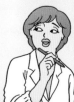

第1話
ご先祖さま登場！

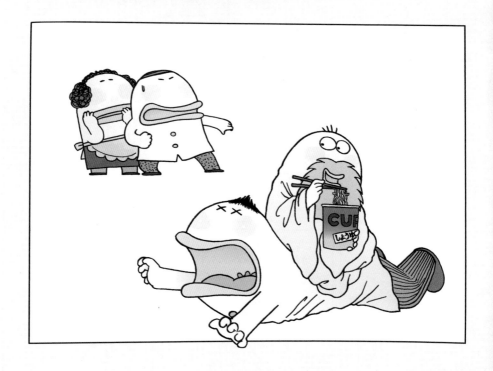

● 中医診断学の原理と原則

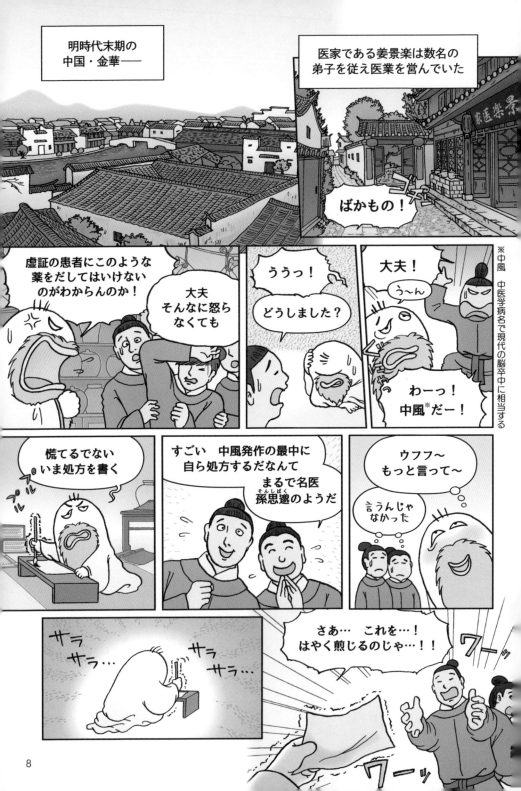

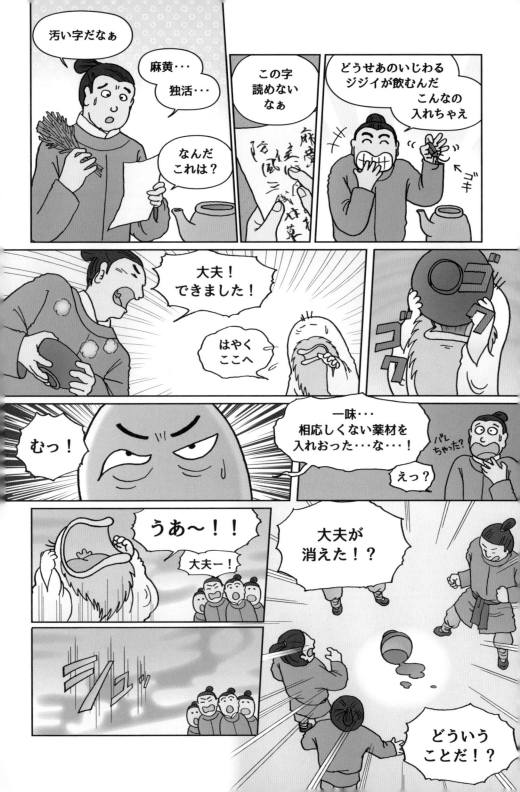

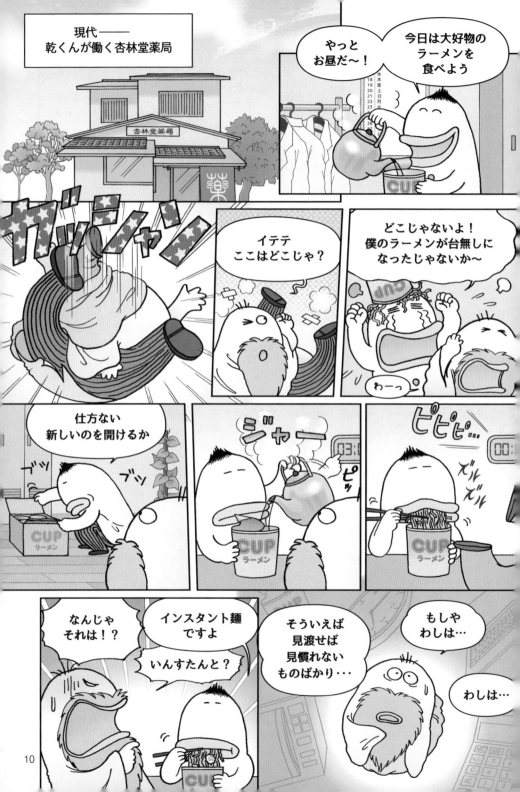

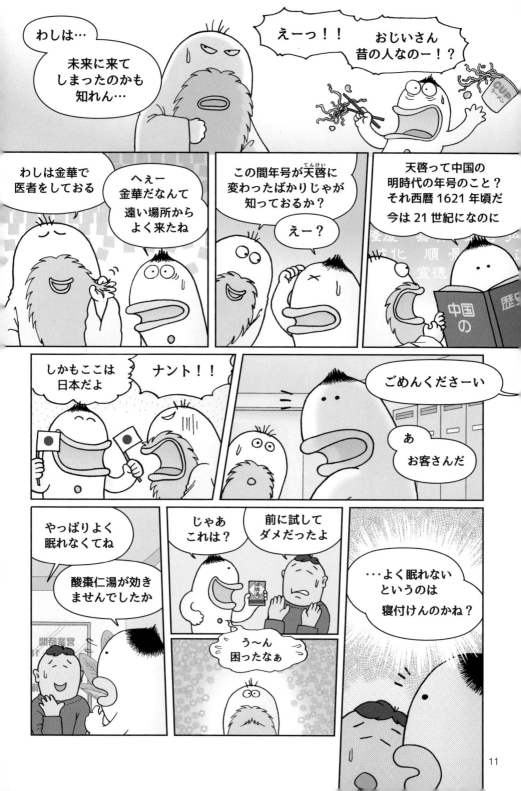

11

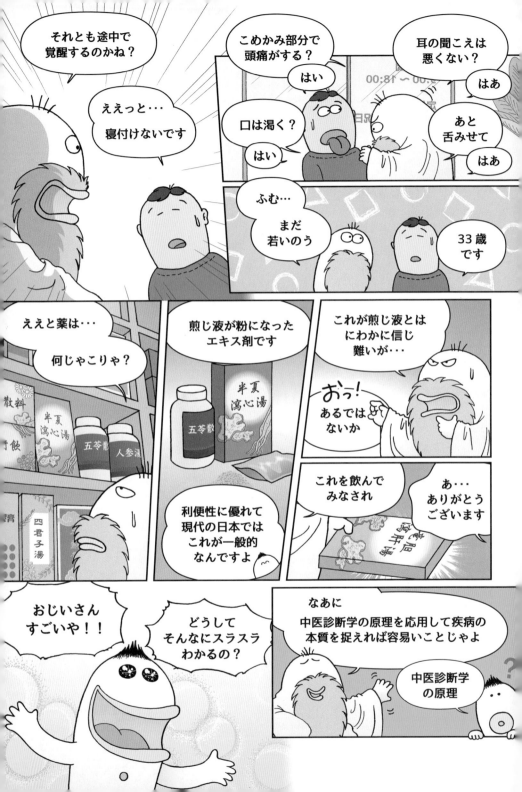

中医学の診断とは

疾病の本質 を求めて
整体機能の病変中に
存在する 最も抽象的で
単純な関係性 を
見つけ出す

そうして
疾病における多様性
を概括すること じゃ

中医学では
疾病は体内の病理変化が
外に表現されたものであり

病の本質は常に
内にあると考える

内である五臓は外である
器官と相関しており
内で起きる一定の変化は
必ず外に現れる

だから局部の表現や
全身の病変などを観察
することで疾病の本質
がわかるのじゃよ

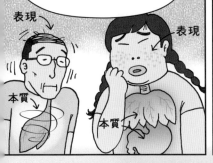

表現

表現

本質

本質

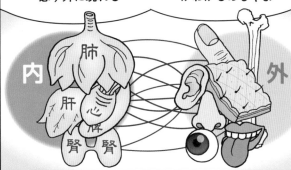

内

肺

肝 心

脾

腎 腎

外

中医診断学の原理

① 外から内を知る

- 外＝表面に現れる病理変化
- 内＝臓腑など内在する病理の本質

症状から内在する病理の本質がわかる

病状から
本質を読み
取る原理は
この３本柱
から成る

② 微から著を知る

- 微＝局部・不明瞭な変化
- 著＝全身・明瞭な変化

局部的な変化は全身の情報を含み，
微細な変化から全身の状態がわかる

③ 常から変を知る

- 常＝健康・生理的な状態
- 内＝異常・病理的な状態

正常な状態と病理的な状態を対比して
疾病の本質がわかる

五臓は体の各部位と
連絡しているから

体表にあらわれた
病変から
病の本質を
知ることが
できるのか

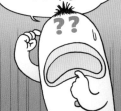

原理は至って
シンプルだよ
でも実際に診断すると
なると何をどうして
いいやら

??

13

簡単じゃよ
この3つの構成を
踏まえるのじゃ

中医診断学の構成

❶	四診運用	望診・聞診・問診・切診によって総合的に整体を観察する
❷	疾病診断	病種から疾病を判断して疾病に共通する一定の病機・病邪・病位などを診断する
❸	証候弁別	八綱を基礎とし病因・病性・病位・病機・病勢などから分類する

これら3つの
構成には的確に行う
ための原則が設け
られておる

この原則に沿って
診断すれば疾病の
本質が掴みやすくなり
効率よく治療が
できるんじゃよ

中医診断学の原則

① 整体観察

整体観と
天人相応観を
基礎に
観察を行う

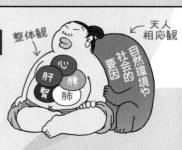

② 四診合参

望・聞・問・切診による
綿密な観察から情報を得て
全面的な疾病診断を行う

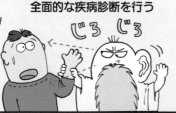

じろ じろ

③ 従病弁証

「病」と「証」を総合して診断する

病	証
消渇	陰虚
黄疸	湿阻
自汗	腠理不固

この「病」
とは中医学に
おける病じゃ

う〜ん
一気にダーッといわれても
頭に入ってこないよ〜

中医の診断学の概要については
わかったよ　でも僕が知りたいのはさ

どうしたらおじいさん
みたいに見たり聞いたり
触ったりして体の
ことがわかるように
なるかなんだよね

ブッヒャヒャ

みたところ四診が
まったくなっておらん

そりゃお前さん

まず診断の土台となる
四診を頭に入れて
患者の観察に自信を
もつことじゃよ

ズキィ

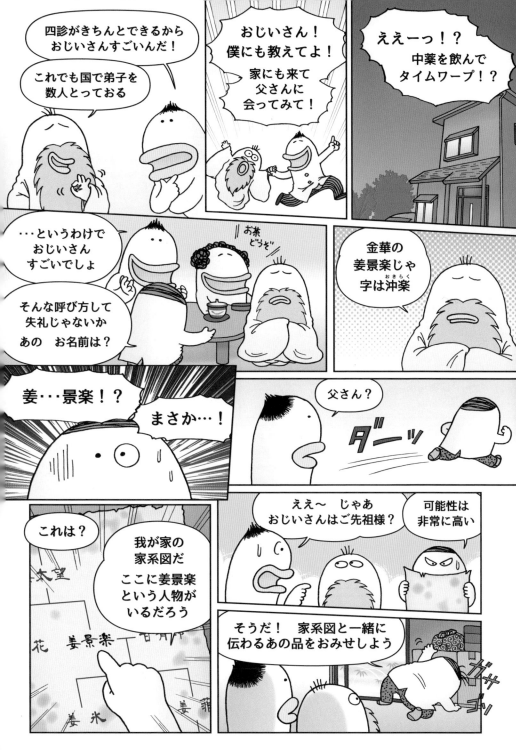

四診がきちんとできるから
おじいさんすごいんだ！

これでも国で弟子を
数人とっておる

おじいさん！
僕にも教えてよ！
家にも来て
父さんに
会ってみて！

ええーっ！？
中薬を飲んで
タイムワープ！？

…というわけで
おじいさん
すごいでしょ

そんな呼び方して
失礼じゃないか
あの　お名前は？

お茶
どうぞ

金華の
姜景楽じゃ
字は沖楽
（おきらく）

姜…景楽！？

まさか…！

父さん？

ダーッ

これは？

我が家の
家系図だ
ここに姜景楽
という人物が
いるだろう

太望

花　姜景楽

姜米　姜

ええ〜　じゃあ
おじいさんはご先祖様？

可能性は
非常に高い

そうだ！　家系図と一緒に
伝わるあの品をおみせしよう

ガチャ

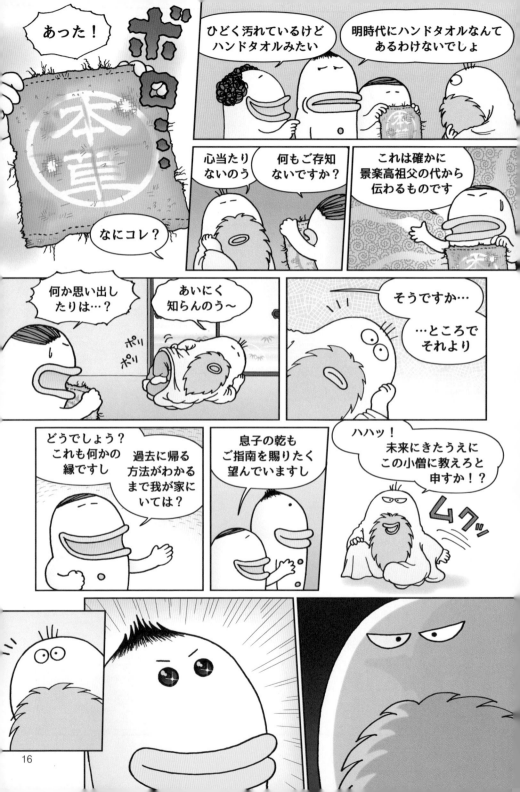

あった！

ボロ…

ひどく汚れているけどハンドタオルみたい

明時代にハンドタオルなんてあるわけないでしょ

なにコレ？

心当たりないのう

何もご存知ないですか？

これは確かに景楽高祖父の代から伝わるものです

何か思い出したりは…？

あいにく知らんのう〜

そうですか…

…ところでそれより

どうでしょう？これも何かの縁ですし

過去に帰る方法がわかるまで我が家にいては？

息子の乾もご指南を賜りたく望んでいますし

ハハッ！未来にきたうえにこの小僧に教えろと申すか！？

ムク…

16

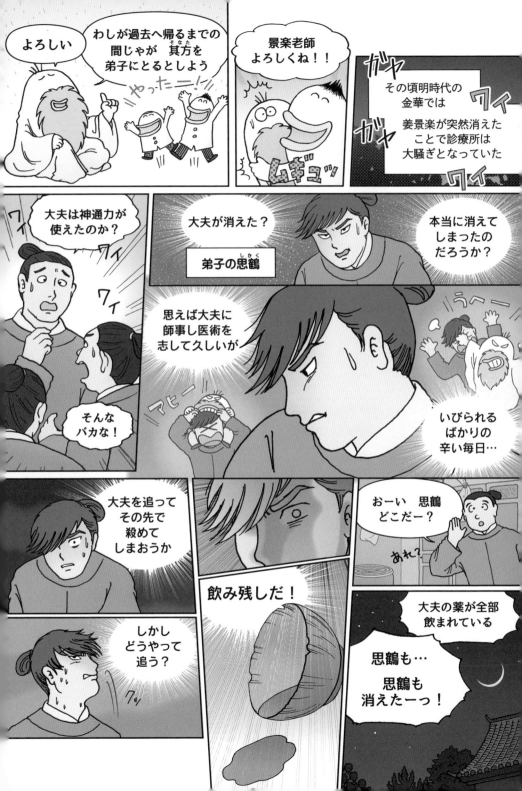

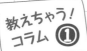

体の精気は
生命の炎

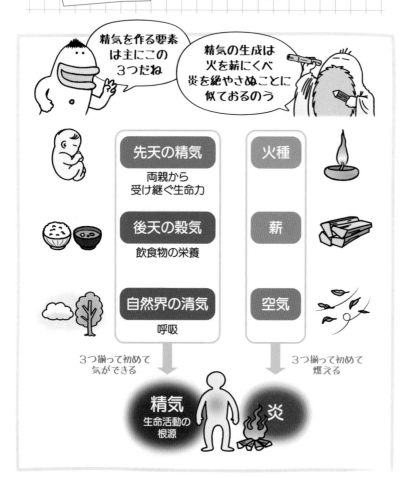

精気を作る要素は主にこの3つだね

精気の生成は火を薪にくべ炎を絶やさぬことに似ておるのう

先天の精気	火種
両親から受け継ぐ生命力	
後天の穀気	薪
飲食物の栄養	
自然界の清気	空気
呼吸	

3つ揃って初めて気ができる　　3つ揃って初めて燃える

精気
生命活動の根源

炎

第2話
天南くんとばあちゃん

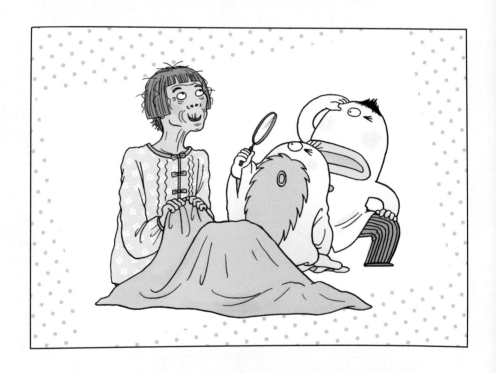

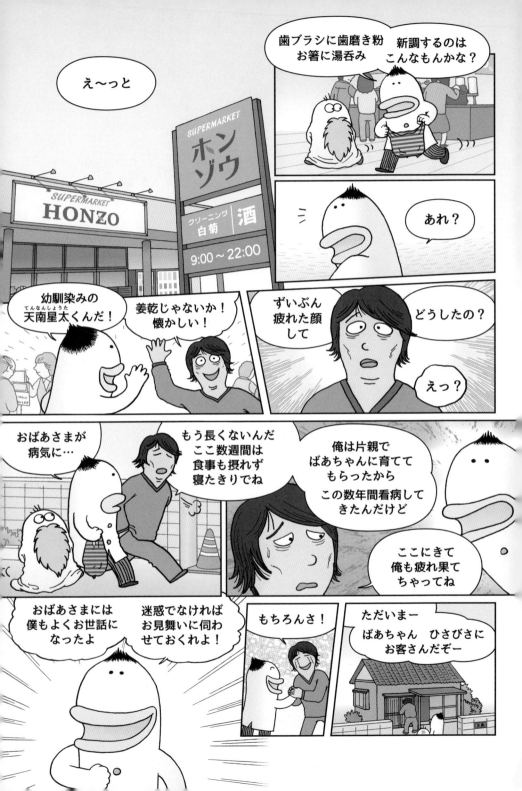

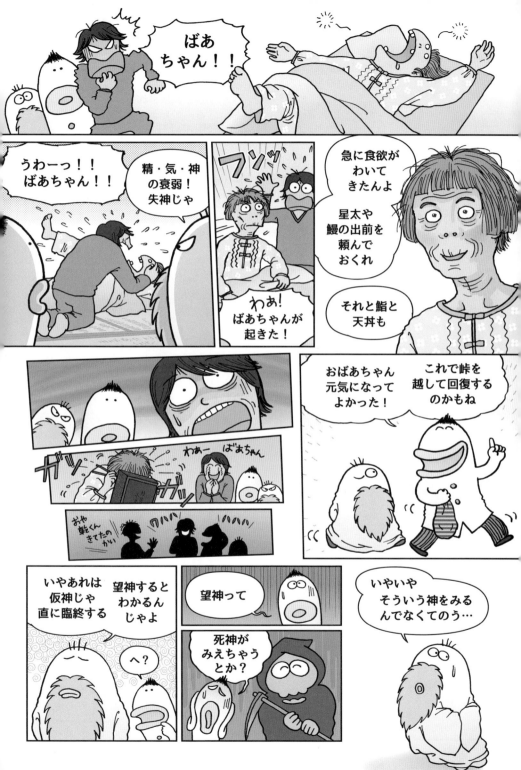

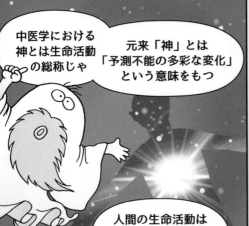

中医学における神とは生命活動の総称じゃ

元来「神」とは「予測不能の多彩な変化」という意味をもつ

人間の生命活動はときに神秘的なほどに多彩じゃろう？

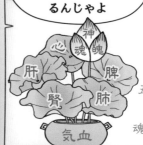

このように神, つまり生命活動は臓腑の気血を基礎に魂（こん）・魄（はく）の相互協調作用として発揮されるんじゃよ

『霊枢』天年

気血が和み
営衛が通り
五臓が盛んになると
神が心に宿り
魂魄が具わり人となる

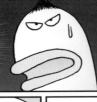

魂？ 魄？ なんだそりゃ！？

ハイ！

このじいさん案外怪しいかも知れないぞ…！

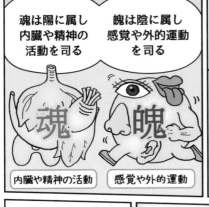

魂は陽に属し内臓や精神の活動を司る

魄は陰に属し感覚や外的運動を司る

魂

魄

内臓や精神の活動

感覚や外的運動

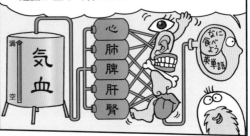

つまり十分な気血があってはじめて五臓が正常に働く

そして感覚や精神, 内外の運動が正しく保たれる

更には考えたり覚えたりする能力が発揮されるのじゃよ

気血

心
肺
脾
肝
腎

満
空

なに食べよう
英単語

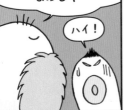

こうした生理活動のすべてが神なのじゃ

ハイ！

『霊枢』本神

生命の原始物質を精と称し
男女の精が交わり
生まれる生命を神と称す

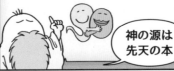

神の源は先天の本

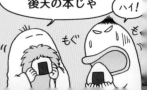

『霊枢』平人絶穀

神とは
水穀の精気である

神を滋養するのは後天の本じゃ

ハイ！

もぐ

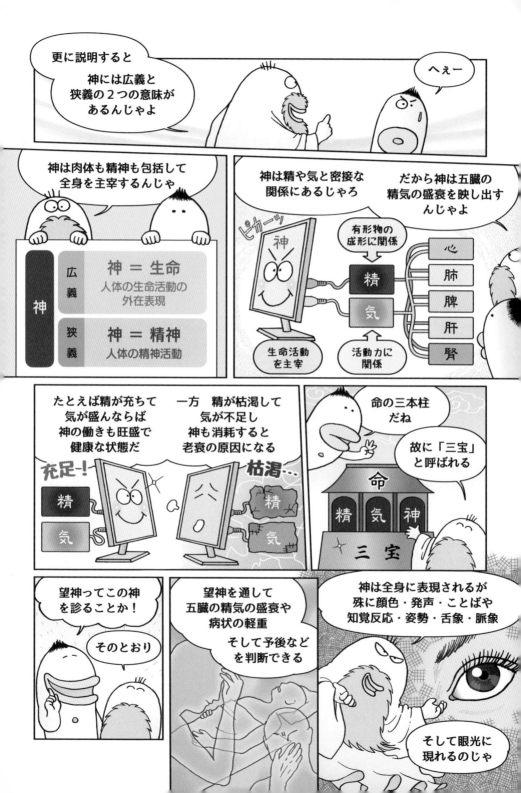

神を診る	神の主な状態はこの5つ	1 得神　2 少神　3 失神
		4 仮神　5 神志異常

1 得神

精気が充足した状態

● 豊かで明るい表情
● 自然で流暢な話し言葉
● スムーズな呼吸
● 健康的な肉付き

● 眼光のある視線
● 神志清明
● 機敏な反応
● 滑らかで潤った皮膚
● しなやかで強い関節
● 随意な動作

（得神）

まず正常な状態をみてみよう

病態で得神の場合精気の損傷がなく病状が軽いことを示すぞ

特徴的な表現とその意義

表現	● 神志が清明 ● 自然で流暢な話し言葉 ● 血色と艶のある肌 ● 豊富な表情
意義	心の精気が充足

血脈を主管する心にとって気血は生理活動に必要な基礎物質じゃ

心は血脈を主る

気血が豊富であれば精が生まれ心は神を内に留め神志の活動を正常に維持する

すると多くの脈が集まる顔には血色と艶が表れる

心の華は面

表現	● 眼光のある視線 ● 機敏な反応 ● 随意な動作
意義	肝腎の精気が充足

肝は眼に開竅

筋は肝に骨は腎に属す

肝

腎

心の気血が充足すれば肝腎の精気も充足する

瞳は潤い関節が強くなって髄海※も満たされ正常な意識活動が維持される

表現	● スムーズな呼吸 ● 健康的な肉付き
意義	肺脾の精気が充足

肺は気を主る

肺

脾は肌肉を生養する

神志が正常ならば血脈や衛気が通い呼吸もスムーズで言葉も随意じゃ

脾の働きも促され気血から肌肉が作られる

※髄海　脳府を指し、腎の精によって満たされている

24

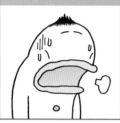

② 少神

精気が不足した
状態で軽度の
失神にあたる

少神の
主な特徴は
健忘じゃよ

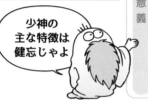

特徴的な症状とその意義

- ● 元気がない様子
- ● ハリ艶のない肌

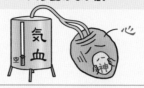

気血不足で心神を養えない

- ● 声が低く話すのが億劫
- ● 倦怠乏力

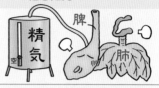

脾肺の精気が衰退

- ● 思惟や動作が遅鈍
- ● 嗜睡（居眠りが多い）

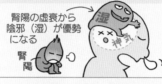

腎陽の虚衰から
陰邪（湿）が優勢
になる

腎陽虚で神気が散漫

- ● 健忘

えーと えーと

髄海

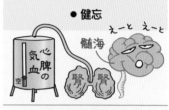

心脾不足で腎精が虚衰し
髄海が空虚になる

---

③ 失神

精・気・神が
衰弱した状態

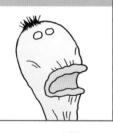

病状が重く
予後が
芳しくない
状態じゃ

特徴的な症状とその意義

- ● 精神の萎え ● 表情が乏しい
- ● 言語が不明確 ● 顔色が悪い

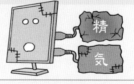

心の精気が衰退

- ● 昏睡 ● 譫言 ● もがく
- ● 宙を掴む ● 目を瞑り卒倒

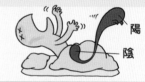

陰陽離脱 あるいは 邪陥心包

- ● 目元が暗く眼光がない
- ● 反応が遅鈍
- ● 動作が不自由

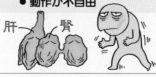

肝腎の精気が衰退

- ● 弱い呼吸あるいは喘
- ● 肉を削ったように痩せた体

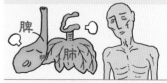

肺脾の精気が衰退

頭部は「清明の府」とも
呼ばれ精気が集まる場所

故に眼光と言語は
望神の要点じゃ

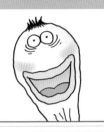

4 仮神

危篤患者の
容態が一時的に
好転する仮象で
臨終の予兆

長期に及び重症で失神だった
患者に次の表現がみられる

特徴的な症状とその意義

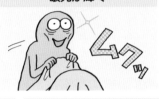

● 突然元気になり
　眼光が輝く

● よく話し親しい人に
　会いたがる

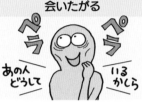

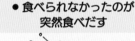

● 起きて行動したがる

● 食べられなかったのが
　突然食べだす

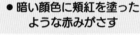

● 暗い顔色に頬紅を塗った
　ような赤みがさす

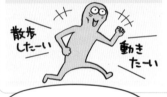

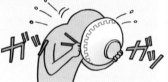

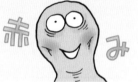

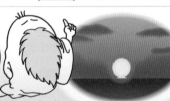

仮神は臓腑精気が極度に
虚衰したことから
陰と陽の結びつきが綻び
陽が離脱しようと浮かび
でて起こる現象じゃ

先人が「回光反照※」
「残灯復明」とも比喩した
臨終前の兆候じゃ

※回光反照　夕日の光が日没の直前に
ほんの一瞬明るくみえること

ここまでの4状態を
まとめたものじゃ

これらは主に患者の生命力
を診る上で役立つのう

	形色	眼光	神志	呼吸	食欲
得神	適度な肉付き明るく艶のある顔色	光を含んだ視線機敏に動く瞳	神志清明言葉や表情が自然で明瞭	スムーズな呼吸	正常な食欲
少神	ハリ・艶がなくくすんだ顔色	視線が暗く弱弱しい	元気がなく思考が遅鈍	息切れ言葉を発するのが億劫	不振
失神	屍のように痩せた体くすんだ顔色	視線が乏しい視線が泳ぐ遅鈍な反応	意識昏迷失語	微弱で急な呼吸	飲食不能
仮神	突然頬紅を塗ったように赤味がさす	突然眼に光が差す	突然意識がはっきりして喋りだす	―	突然食べだす

得神・神気不足・失神・仮神は精気の盛衰の程度に応じて異なる神の表現じゃ

このほかにも特殊な病因や病機※によって神に異常を来す場合があるんじゃよ それが神志異常じゃ

神志異常とは神志が錯乱した状態で多くは反復して発生する

そして寛解後は症状がまったくない

一般的に生命の危険は伴わないとされているものじゃ

乾のヤローロ△@※

発作時

やぁ！

寛解後

※病機 病理と同意で病の発生や変化のメカニズム

精気 多 / 少

得神　少神　失神　仮神

5 神志異常

❶ 煩躁不安

特 徴 的 な 症 状

● 悶悶として怒りっぽい

意 義

邪熱が肺・腎にある → 相克過度や相侮から心神へ熱が及ぶ

煩 肺に熱 熱が軽い

躁 腎に熱 熱が重い

もん もん 肺

じた ばた 腎

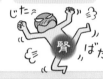
相克過度 相侮 心 腎 肺

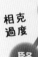

❷ 癲（てん）

特 徴 的 な 症 状

● 寡黙で悶悶とした様子
● ぼんやりして独り言を発する
● 泣いたり笑ったりする

意 義

痰と気が鬱結して神明が覆われる

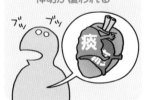
ブッ ブッ 痰

あるいは

心脾両虚の気血不足から神を定位に維持できない

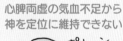
ポカーン 神

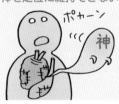

❸ 狂（きょう）

特 徴 的 な 症 状

● 怒り狂い人を罵倒する
● 物を投げ暴力を振るう
● 奇行を繰り返す
● 睡眠時間の短縮
● 食欲の低下

主な病機は3つ

意 義

気鬱から生じた痰・火が炎上して神明を乱す

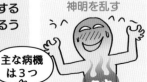
痰火

陽明の熱が神明を乱す

う^ ^~

瘀血によって神明が覆われる

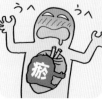
う^ ^~ 瘀

❹ 癇（かん）

特徴的な症状

- 突然昏倒する
- 口から泡を吐く
- 四肢の抽搐

覚醒後は
正常に戻る

ハッ

意義

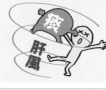

肝風に随って痰が
動き心神を覆う

痰
肝
風

あるいは

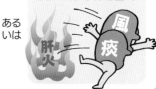

激しい肝火から風と
痰が生じ心神を塞ぐ

風
痰

肝火

この他にも臨床で
多くみる神志異常に
臓躁や百合病がある

臓躁（そうそう）

特徴的な症状		
発作前症状	・精神の抑圧感 ・幻覚をみる ・知覚が敏感になる ・あるいは遅鈍になる	
発作時	・イライラして急躁 ・ため息 ・悲しくなる ・重症では抽搐	
意義	心肝血虚で 寧静作用が失調し 肝陽の作用が亢進する	

急躁とは
怒りっぽい
ことだね

血

臓躁は肝の
失調にみえるが
病の本質は

脾虚による
気血の化生不足
じゃよ

気血

百合病（ひゃくごうびょう）

特徴的な症状

- 寡黙になり独り言をいう
- 眠りたいが眠れない
- 歩きたいが歩けない
- 食べたいが食べられない
- 冷えるような熱があるような
- 諸々の薬を飲んでも効かない
- 口苦，小便が赤い
- 悲しくなる

意義

熱病や情志の傷損が要因となり
心肺に陰虚内熱が生じ体内の
諸脈（百脈）が養われなくなる

体内の脈は「合えば1本
分ければ百脈」じゃ

肺　心

百合病は難解にみえる
が病位は心肺にあって
血脈による各所への滋養や
運行に問題が生じるために
起こる疾病じゃよ

神志異常

神志異常をまとめて
みたよ！

煩躁不安	癲	狂	癇	臓躁・百合病
陽証	陰証	陽証	風証	虚証

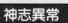

もん
もん

躁

ブッ
ブッ

うへへ

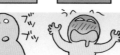

ブオ

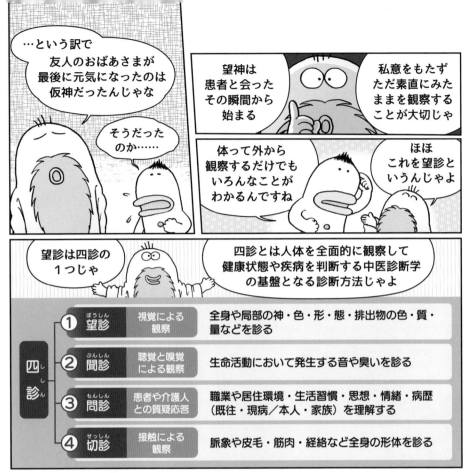

…という訳で 友人のおばあさまが 最後に元気になったのは 仮神だったんじゃな

そうだったのか……

望神は 患者と会った その瞬間から 始まる

私意をもたず ただ素直にみた ままを観察する ことが大切じゃ

体って外から 観察するだけでも いろんなことが わかるんですね

ほほ これを望診と いうんじゃよ

望診は四診の 1つじゃ

四診とは人体を全面的に観察して 健康状態や疾病を判断する中医診断学 の基盤となる診断方法じゃよ

四診（ししん）			
①	望診（ぼうしん）	視覚による 観察	全身や局部の神・色・形・態・排出物の色・質・量などを診る
②	聞診（ぶんしん）	聴覚と嗅覚 による観察	生命活動において発生する音や臭いを診る
③	問診（もんしん）	患者や介護人 との質疑応答	職業や居住環境・生活習慣・思想・情緒・病歴 （既往・現病／本人・家族）を理解する
④	切診（せっしん）	接触による 観察	脈象や皮毛・筋肉・経絡など全身の形体を診る

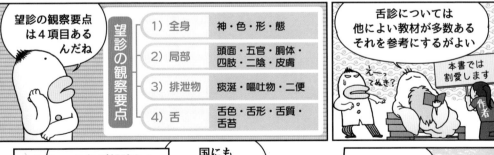

望診の観察要点 は4項目ある んだね

望診の観察要点		
1)	全身	神・色・形・態
2)	局部	頭面・五官・胴体・四肢・二陰・皮膚
3)	排泄物	痰涎・嘔吐物・二便
4)	舌	舌色・舌形・舌質・舌苔

舌診については 他によい教材が多数ある それを参考にするがよい

えーっ てぬき？

本書では 割愛します

作者

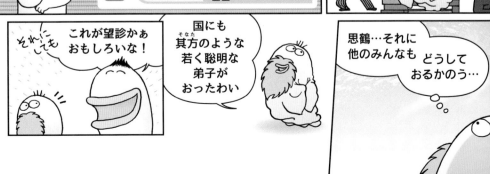

それにしても これが望診かぁ おもしろいな！

国にも 其方（そなた）のような 若く聡明な 弟子が おったわい

思鶴…それに 他のみんなも どうして おるかのう…

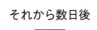

それから数日後

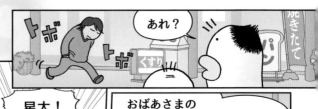

あれ？

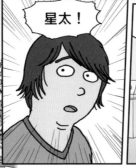

星太！

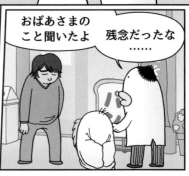

おばあさまの
こと聞いたよ　残念だったな
……

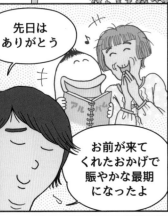

先日は
ありがとう

お前が来て
くれたおかげで
賑やかな最期に
なったよ

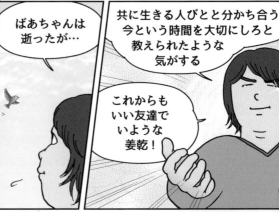

ばあちゃんは
逝ったが…

共に生きる人びとと分かち合う
今という時間を大切にしろと
教えられたような
気がする

これからも
いい友達で
いような
姜乾！

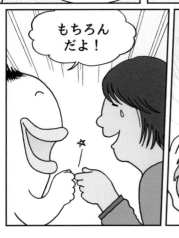

もちろん
だよ！

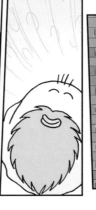

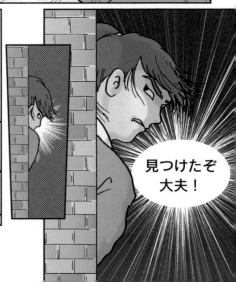

見つけたぞ
大夫！

第3話
顔色を読む謎の男

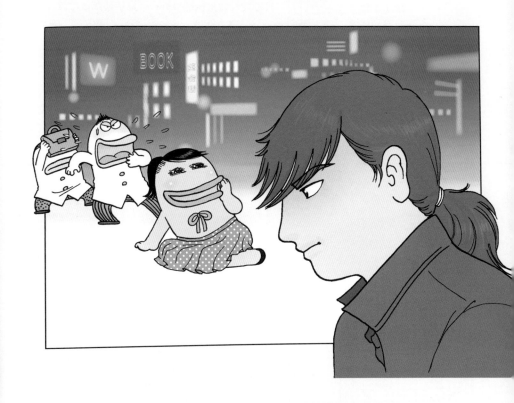

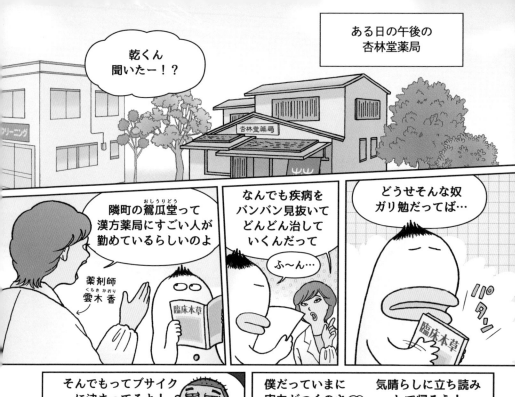

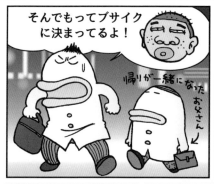

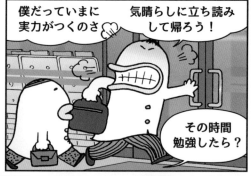

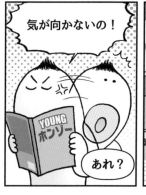

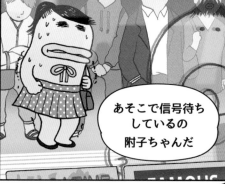

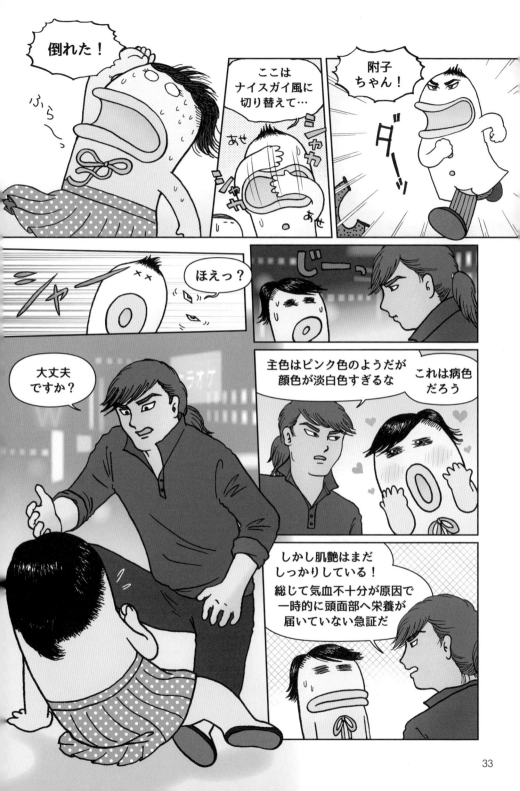

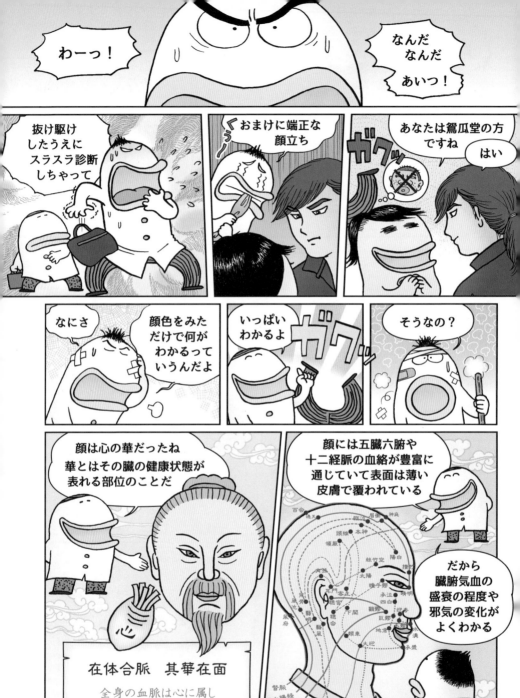

わーっ！

なんだ
なんだ
あいつ！

抜け駆け
したうえに
スラスラ診断
しちゃって

おまけに端正な
顔立ち

あなたは鴛瓜堂の方
ですね

はい

なにさ

顔色をみた
だけで何が
わかるって
いうんだよ

いっぱい
わかるよ

そうなの？

顔は心の華だったね
華とはその臓の健康状態が
表れる部位のことだ

顔には五臓六腑や
十二経脈の血絡が豊富に
通じていて表面は薄い
皮膚で覆われている

だから
臓腑気血の
盛衰の程度や
邪気の変化が
よくわかる

在体合脈 其華在面

全身の血脈は心に属し
心の健康状況は顔に表れる

なるほど
ねぇ

34

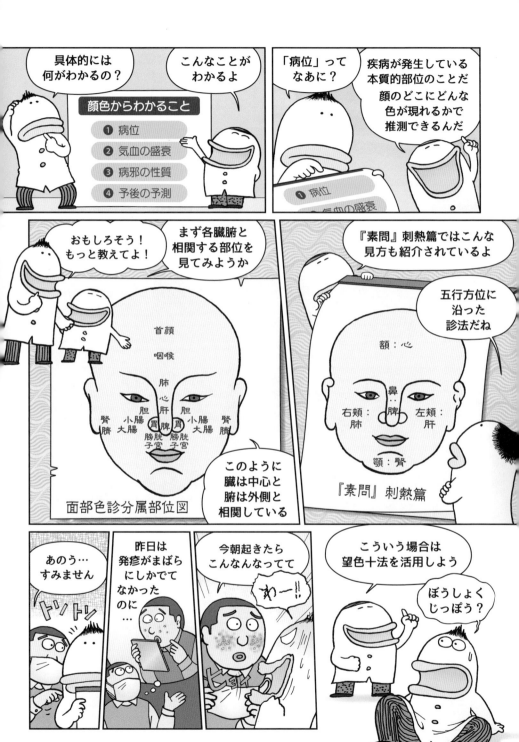

望色十法
（ぼうしょくじっぽう）

望色十法とは
病位や病邪の性質を把握したり
予後の予測に役立つ観察法だ
顔面部に現れた色から
① 浮沈　② 清濁　③ 微甚　④ 散集
⑤ 潤枯 の状況を診るよ

	色の特徴からわかること		色の変化からわかること	

① 浮沈

		特徴	色が皮膚表面にみえる
浮		意義	病は表にある
沈		特徴	色が皮膚の奥に隠れている
		意義	病は裏にある

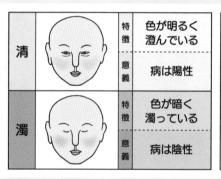

浮→沈	意義	病邪が表から裏へ入る
沈→浮	意義	病邪が裏から表へ出る

② 清濁

清		特徴	色が明るく澄んでいる
		意義	病は陽性
濁		特徴	色が暗く濁っている
		意義	病は陰性

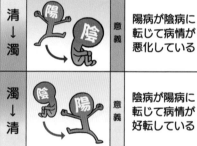

清→濁	意義	陽病が陰病に転じて病情が悪化している
濁→清	意義	陰病が陽病に転じて病情が好転している

③ 微甚

微		特徴	色が淡い
		意義	正気が虚損している
甚		特徴	色が濃い
		意義	邪気が盛ん

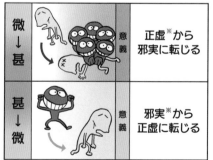

微→甚	意義	正虚※から邪実に転じる
甚→微	意義	邪実※から正虚に転じる

※正虚／邪実　右頁を参照

色の特徴からわかること

4 散集

		特徴	色が散らばり まばら
散	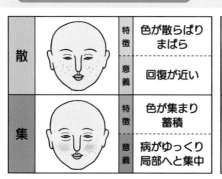	意義	回復が近い
集		特徴	色が集まり 蓄積
		意義	病がゆっくり 局部へと集中

色の変化からわかること

散→集	意義	罹患して間も ないが徐々に 蓄積している
集→散	意義	罹患して久し くも回復に 向かっている

5 潤枯

		特徴	色に潤いと 艶がある
潤		意義	活力がある
枯		特徴	色が 枯れている
		意義	衰弱している

潤→枯	意義	気血の衰え
枯→潤	意義	活力の回復

望色十法早見表

一覧に
まとめたよ

十法	特徴	意義	変化による意義	
浮	皮膚表面	表証	浮 → 沈	邪が裏へ入る
沈	皮膚の奥	裏証	沈 → 浮	邪が表に出る
清	明るく澄む	陽証	清 → 濁	陽証から陰証
濁	暗く濁る	陰証	濁 → 清	陰証から陽証
微	淡い	虚証	微 → 甚	虚証から実証
甚	濃い	実証	甚 → 微	実証から虚証
散	まばらに散る	新病	散 → 集	邪気の蓄積
集	集まり蓄積	久病	集 → 散	邪気の散開
潤	艶と潤い	軽病	潤 → 枯	気血の衰え
枯	枯れた発色	重病	枯 → 潤	活力の回復

正虚？
邪実？

なんの
こっちゃ？

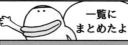

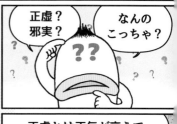

正虚とは正気が衰えて
十分でないこと

正気

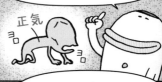

邪実とは邪気の結集や
邪気の勢いが過度に
盛んなことだ

邪気

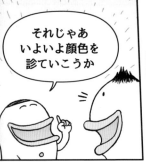

それじゃあいよいよ顔色を診ていこうか

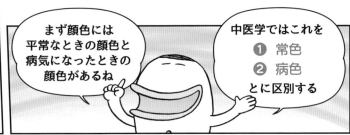

まず顔色には平常なときの顔色と病気になったときの顔色があるね

中医学ではこれを
❶ 常色
❷ 病色
とに区別する

---

❶ 常色	●正常な生理状態にある顔色　●色艶を診て判別する ●胃気・神気があることが重要

顔色からは精血の状態がわかって

艶からは神気の状態がわかるんだよ

気は皮膚を生み腠理を太らせて光沢として表れる

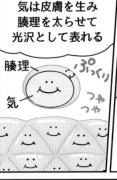

腠理
気

ぷっくり
つや
つや

血は気に沿って流れており血色は皮膚をとおして現れる

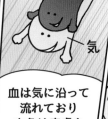

血
気

胃気がしっかりと体内にあれば顔色はうっすら黄味を帯びた色となり五色は暴露しない

脾胃が四臓を養うのに似て薄黄色の絹織物が四色を覆い護っているみたいだね

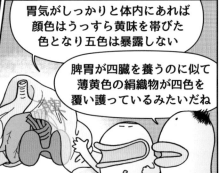

脾

五色の意味は後述するとして

まず五臓の正常な色と病理的な色の例えをみてみよう

五色	五臓	正常な色	病的な色	
			善色（軽病）	悪色（重病）
青	肝	生成りの絹布で紺を包んだ色	孔雀の羽の青	枯れ草の青
赤	心	生成りの絹布で朱を包んだ色	雄鶏の赤	瘀血の赤
黄	脾	生成りの絹布で栝楼実を包んだ色	蟹の腹の黄	枳実の黄色
白	肺	生成りの絹布で紅を包んだ色	豚脂の白	枯れた骨の白
黒	腎	生成りの絹布で紫を包んだ色	烏の羽の黒	煤の黒

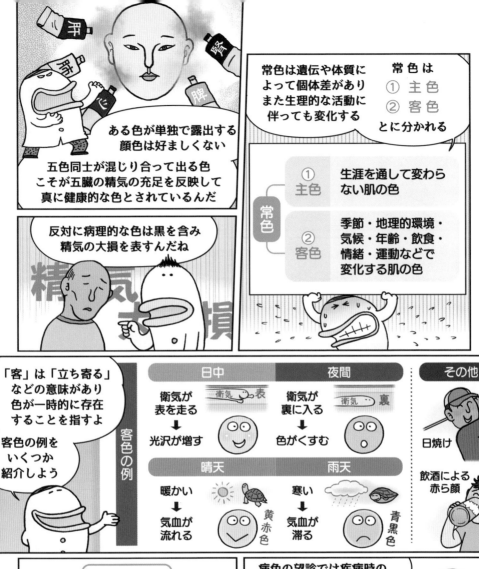

ある色が単独で露出する顔色は好ましくない

五色同士が混じり合って出る色こそが五臓の精気の充足を反映して真に健康的な色とされているんだ

反対に病理的な色は黒を含み精気の大損を表すんだね

精気大損

常色は遺伝や体質によって個体差がありまた生理的な活動に伴っても変化する

常色は
① 主色
② 客色
とに分かれる

常色		
① 主色	生涯を通して変わらない肌の色
② 客色	季節・地理的環境・気候・年齢・飲食・情緒・運動などで変化する肌の色

「客」は「立ち寄る」などの意味があり色が一時的に存在することを指すよ

客色の例をいくつか紹介しよう

客色の例

日中	夜間
衛気が表を走る → 光沢が増す（衛気・表）	衛気が裏に入る → 色がくすむ（衛気・裏）

晴天	雨天
暖かい → 気血が流れる（黄赤色）	寒い → 気血が滞る（青黒色）

その他

日焼け

飲酒による赤ら顔

❷ 病色

●病理状態にある顔色を指す
●罹患時の色艶を観察する

病色は常色と比較してはじめて認識できる色だよ

病色を判断するには先に「常色」や「客色」を把握することが必要だね

病色の望診では疾病時の顔色と肌の艶を観察するよ

病色の特徴

① 暗く枯れた印象

③ 明るく潤いのある色でも時期や部位が相応でない　冬

② 特定の色が単独で露呈する

④ 過度に鮮やかな発色

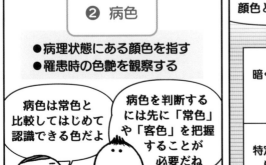
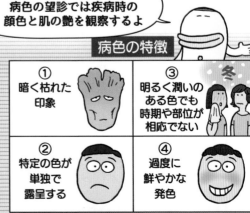

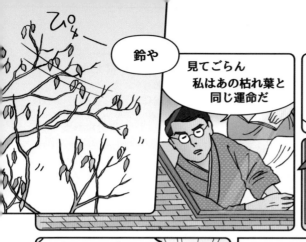

ぴゅ～

鈴や

見てごらん
私はあの枯れ葉と
同じ運命だ

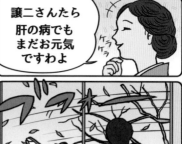

譲二さんたら
肝の病でも
まだお元気
ですわよ

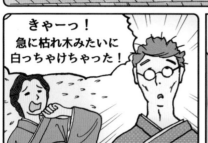

きゃーっ！
急に枯れ木みたいに
白っちゃけちゃった！

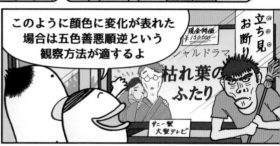

このように顔色に変化が表れた
場合は五色善悪順逆という
観察方法が適するよ

現金特価
¥130,000

お立ち見お断り

枯れ葉の
ふたり

サニー製
大型テレビ

シャルドラマ

病色

五色善悪順逆
（ごしょくぜんあくじゅんぎゃく）

五色善悪順逆は
病色である五色から
疾病の予後を判断
するものだよ

---

1 五色の善悪　● 善色と悪色から程度の軽重をみる

① 善色	② 悪色
状態 五色が調和した色で潤いや艶がある	**状態** 暗く枯れた顔色で艶がない
意義 病情が軽く精気が衰えていないことの表現	**意義** 病情が重く臓腑の精気が衰え胃気が顔面まで上昇していないことを表す

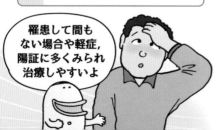

罹患して間も
ない場合や軽症,
陽証に多くみられ
治療しやすいよ

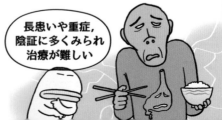

長患いや重症,
陰証に多くみられ
治療が難しい

2 五色の順逆　●順証と逆証から予後の良し悪しをみる

病色と臓腑，経絡，部位，季節が
- 相応 → 順証
- 不相応 → 逆証

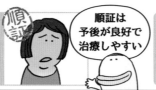

裏証で顔色が暗く沈んだ発色

順証は予後が良好で治療しやすい

裏証なのに顔色が澄んで浮

逆証は治療が難しい

3 生克の順逆　●疾病の進行中にみられる病色変化の順逆

色から動態変化を診るものだ

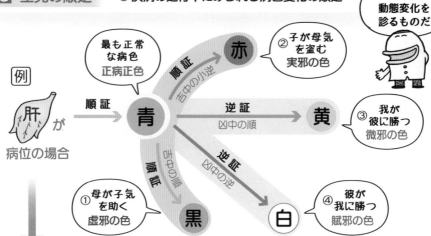

例

肝が病位の場合

順証

最も正常な病色
正病正色

青

順証（吉中の小逆）→ 赤
② 子が母気を盗む実邪の色

逆証（凶中の順）→ 黄
③ 我が彼に勝つ微邪の色

順証（吉中の順）→ 黒
① 母が子気を助く虚邪の色

逆証（凶中の逆）→ 白
④ 彼が我に勝つ賊邪の色

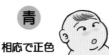
青　相応で正色

赤　不相応だが順証で虚邪

黄　不相応で逆証だが邪は小悪

など

【病色交錯一覧】

五臓	五病の正色	病色交錯の種類			
		相生の関係（順証）		相克の関係（逆証）	
		① 母が子気を助く（吉中の順）	② 子が母気を盗む（吉中の小逆）	③ 我が彼に勝つ（凶中の順）	④ 彼が我に勝つ（凶中の逆）
		虚邪の色	実邪の色	微邪の色	賊邪の色
肝	青	黒	赤	黄	白
心	赤	青	黄	白	黒
脾	黄	赤	白	黒	青
肺	白	黄	黒	青	赤
腎	黒	白	青	赤	黄

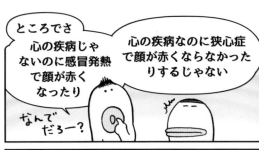

ところでさ
心の疾病じゃないのに感冒発熱で顔が赤くなったり

心の疾病なのに狭心症で顔が赤くならなかったりするじゃない

なんでだろー？

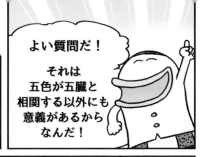

よい質問だ！
それは五色が五臓と相関する以外にも意義があるからなんだ！

五色主病

五色は疾病の性質を表す

各色の主病やその意義を紹介するよ

青　寒証，痛証，瘀血，驚風を表す

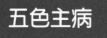
発色のしくみ

寒さで気や血の流れが凝滞する

さむいよ〜
のろ　のろ

寒さから経脈も拘急※収引※する
こうきゅう　しゅういん

顔色が青や青紫になる

※拘急：ひきつけ　※収引：収縮

顔色	意義	分析		
青白，淡青，青黒	寒盛 強烈な痛み	寒さで経脈が拘急	阻まれて通じない	強烈な痛みが生じる
青灰で唇が青紫	心陽不振の心血瘀阻	寒さから心陽の働きが不振 拍動しずらいよ〜	心血が瘀阻される 通れないや	胸に刺痛が生じる
小児の眉間，口元，口角が青い	驚風※ きょうふう ※小児のひきつけを起こす疾病	肝経の熱が血を侵し流動性が低下	風・痰が生じ気血が不通 痰 通れないや	肝の部位に青味が表れる

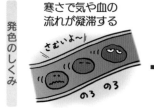

驚風は熱邪や暑邪が肝風を生じる疾病だ

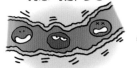

胆肝胆

だから肝の部位に肝の色である青が表れる

42

赤 熱証を表す（濃赤は実熱／微赤は虚熱を表す）

発色のしくみ

気血が熱を得ると循行が促される	循行が促されると顔面部の血脈が充満する	血色が顔に表れる
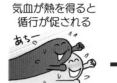 あちー あちー	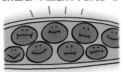	

顔色	意義	分析
顔が全体的に赤い	陽盛の外感発熱 あるいは 臓腑実熱証	経脈に熱がこもる（ホカ 熱邪 ホカ）→ 熱が障害となり経気が鬱滞する（熱邪）→ 顔の全面が赤くなる
頬骨部分が一時的に淡赤色 午後から晩に多い	陰虚火旺の虚熱証	諸々の要因から陰液が減少 → 陰虚から虚熱が生じる（この差が虚熱になる 陰 陽）→ 腎の部位（頬骨）が赤くなる
虚衰した患者に頬紅様の赤味 時折表れて部位が不定 あちら こちら なにコレ？	虚陽浮越（きょようふえつ）	陽気が極度に弱まると陰寒が優勢となり陽気を上へ追い詰める（陰寒）→ すると全身症状は陰証でも頭面部に陽証が出るんだ 戴陽証（たいようしょう）とも呼ばれるよ
顔が赤く光っている	上熱下寒	上焦 下焦 例えば肺熱と脾虚寒など同時期に上焦に熱・下焦に寒がある状態だ 熱（陽邪）が上焦（陽に属す部位）にあるから発色が鮮やかだよ
顔が赤く発色がにぶい	下熱上寒	上焦 下焦 灰を被せたような鈍い発色の赤ら顔は下焦に熱・上焦に寒がある 熱（陽邪）が下焦（陰に属す部位）にあるから発色が鈍いよ
酔ったように赤い顔	胃熱	情志の乱れや飲食から胃熱が生じる → 胃の部位（鼻）に熱が上衝する 上衝は湧き上がるように上昇することだ

43

黄　虚証，湿証を表す

発色のしくみ

脾の運化が失調して水湿が内停する

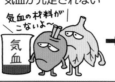

脾
脾気 の3
水湿 脾陽 の3

運化失調から気血が充足されない

気血の材料がこないよ～

気血

顔に黄味が表れる

黄色は脾虚湿蘊の徴象的な色だ

「蘊」とは「蓄積する」の意味で「湿蘊」とは湿が溜まることだ

顔色	意義	分析	
淡黄で光沢がない	脾胃気虚	脾胃気虚で水穀を運化できず気血の化生が不足し黄味が表れる　脾→気血	萎黄と称される顔色だ　脾胃気虚による気血不足を表すよ
黄色くむくむ	脾気虚衰の湿邪内阻	脾気虚衰で運化が失調する　ぐったり　脾気　水湿　→　水湿が停滞し皮膚に溢れてむくむ　皮膚　水湿	

これは黄胖と称されるよ
古代にはこれを「垢に覆われたような顔」と表現した医家もいた

ゴワゴワ

足陽明胃経

胃の経絡は顔面部を走るけれどここに湿が溢れるとまるで垢のようにゴワゴワして見えるからなんだ

| 顔・目・全身が黄 | 黄疸 | 湿により脾胃の昇降運動が阻まれる　昇　脾　湿　胃　降　→　肝胆の疏泄に影響がおよび胆汁が漏れて皮膚に溢れる　肝　胆　じゅわ | |

黄疸はさらに陽証と陰証に分かれるよ

■ みかんのような明るい黄色　陽黄

湿熱が蒸し上がり阻む　脾胃　湿熱

■ 暗く燻したような黄色　陰黄

寒湿が鬱滞して阻む　寒湿　脾胃

顔色		意義	
黄色くて白い	脾胃虚寒	顔が淡黄，下瞼の腫れ	脾虚による痰飲停滞

その他

瞼は脾の部位だから痰飲が表れる

44

白　虚証，寒証，脱血，奪気を表す

発色のしくみ

主な要因

陽気が虚衰して気血の流動が鈍る	気血が消耗して不足する	寒さで血脈が収縮して血流が滞る

→ 顔面部に十分な気血がいかず血色を欠いて白くなる

顔色	意義	分析
淡白	脾胃虚寒の気血不足	脾胃気虚によって… → 温煦が不足／気血が不足 → 顔が淡白色
淡白で艶がない	血虚	顔面部に気血が十分に届かない → 血が不足して皮毛を養えない → 淡白で艶のない顔色
光るような白	気虚や気血両虚	これは䏽白と呼ばれる顔色だ／䏽は「晃」で光の意味だ／脾虚で肌に水湿が浸水するとむくみを生じ光ったように見えるからなんだ
浮いた䏽白色または青白で暗い	陽虚	陽虚で温煦作用が失調する → 気血の運行が減速する → 陰寒優勢から色が浮き青白い／陰寒が色を押しだす
鶏皮のようで艶のない白	奪血奪気あるいは脱津液	奪血奪気：発汗や出血で著しく気血を失った状態／脱津液：津液を著しく損傷した状態／津液は気と共に体外へでるだから津液の消耗は気も失う
青白	寒証	寒証で強烈な腹痛や震えがあるとき顔色が青白くなる／寒さで経脈が阻まれる → 強烈な痛みが生じる

黒 　腎虚，寒証，痛証，水飲，瘀血を表す

発色のしくみ			
腎陽が虚衰して水飲が気化されない	体内に寒が増え血が温かさを運べない	経脈が拘急し気血の流れが悪くなる	黄味をおびた黒になる
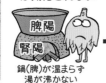鍋（脾）が温まらず湯が沸かない	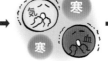	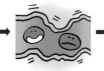	

気化って？

気化にはいろいろな意味がある

飲食物から作られる水穀の精微には液体状の有形物が含まれるが

ここでの気化とは陽気が液体状の精微を尿や汗などの津や液に変化させて生理的に代謝することを指すよ

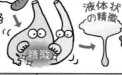

液体状の精微

 気化！

精微 陽気

生理的に代謝

顔色	意義	分析		
くすんだ黒	腎陽虚	腎陽虚で腎火が衰える 腎陽	水気が気化されず冷えて溜まり濁る 水気	水気が上方に溢れ顔が黒ずむ
目の周りが黒い	脾腎陽虚	腎陽虚から脾陽も衰える 脾 腎	水飲が停滞して目の周りに溜まる 上下瞼は脾に属す	寒湿の帯下証にもみられる顔色だよ
燻したような黒で肌が鱗状に乾燥	久しい血瘀	瘀血が久しく停滞して新しい血を生成しない 新血の居場所がないよ〜 瘀血	血が濁り肌肉や皮膚に栄養が与えられない ドロ〜	皮膚が粗く鱗状顔色が黒くなる
黒くしなびている	腎精が耗減	腎精が久しく耗減される 不摂生 過労 驚恐	虚火が陰を燃焼 陽 陰 虚火になる	体に栄養がいかず黒ずんで痩せる この差が虚火になる

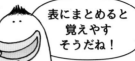

五色主病一覧

顔色	五行	五臓	主病		分析		特徴
青	木	肝	風		疏泄失調による気血流動性の低下		青
			痛み		気が流れず気血が阻滞		群発性
			寒		寒から経脈が拘急して血流が低下		青黒
			血瘀		血脈が血瘀により阻まれる		青紫
赤	火	心	熱		熱により血流が加速し絡脈に血液が充ちる	実熱	満面赤
						虚熱	頬骨潮紅
			戴陽証		虚陽が外側へと押し出される		頬紅様
黄	土	脾	湿	湿証	湿邪が阻隔し気血の流動が不利		黄・垢様
				黄疸	湿が鬱滞して黄味を発する	陽黄	蜜柑の黄
						陰黄	燻した黄
			虚	脾虚	生化の源が弱り営血が虧損する		淡黄・痩せ
					水湿の運化が失調し気血流動が滞る		淡黄・浮腫
白	金	肺	虚	陽虚	推動に力がなくなり気血が充ちない		㿠白
				気虚			淡白
				血虚	血の栄養が不足し顔面部に届かない		淡白黄・痩せ
			脱血		血脈が空虚		白（血色なし）
黒	水	腎	寒	腎虚・陽虚	血が温煦を失い血行が不暢になる		黄味を帯びた黒
			腎虚	陰虚	陰虚で内熱が生じ上部を燻す		黒く萎びる
			水飲		腎陽虚で水飲が気血の流れを阻害する		眼窩部黒
			血瘀		血が滞り血脈に瘀滞する		紫黒

47

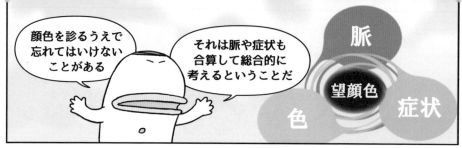
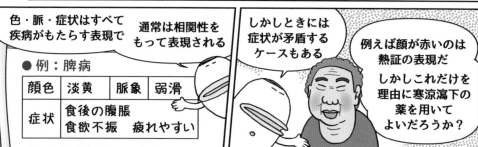
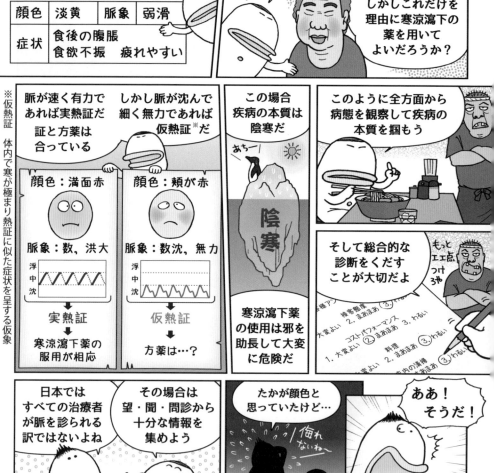
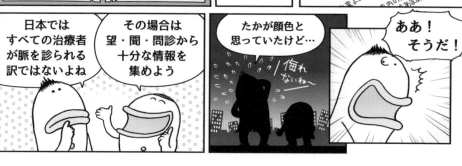

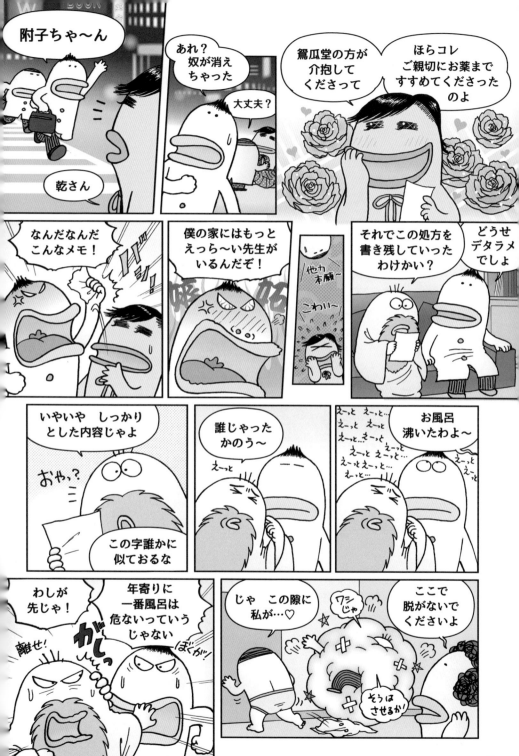

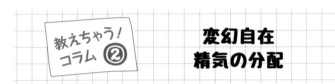

変幻自在
精気の分配

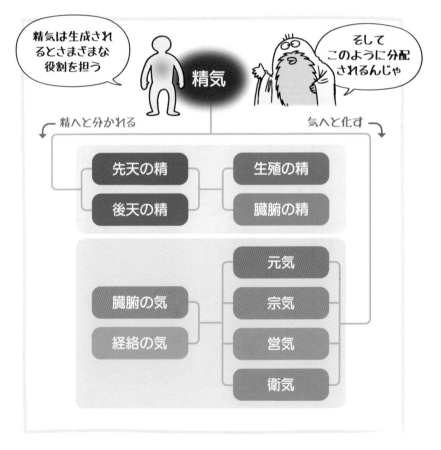

第4話
体格体型十人十色

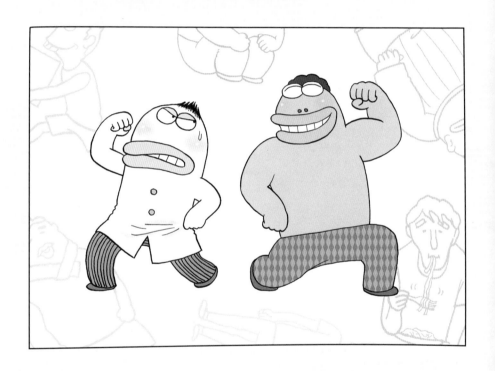

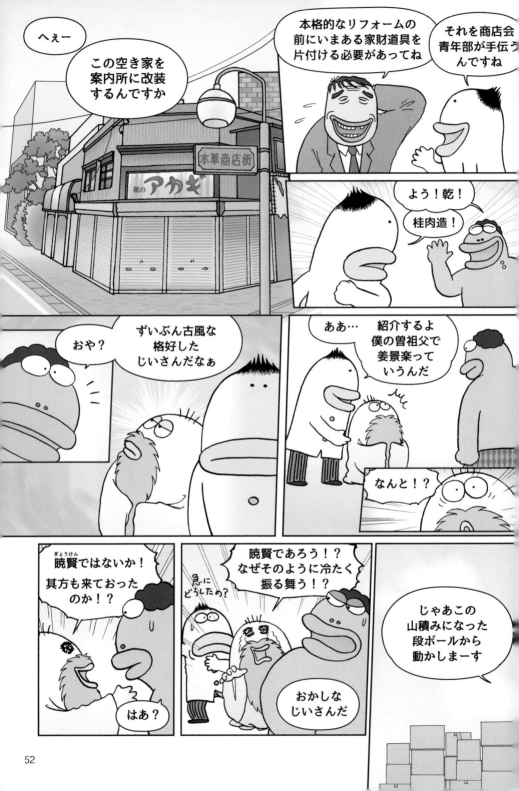

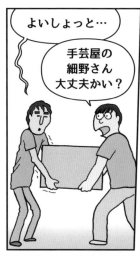

よいしょっと…

手芸屋の
細野さん
大丈夫かい？

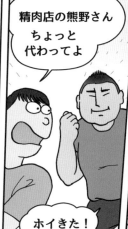

精肉店の熊野さん
ちょっと
代わってよ

ホイきた！

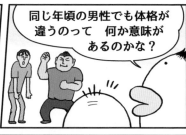

同じ年頃の男性でも体格が
違うのって　何か意味が
あるのかな？

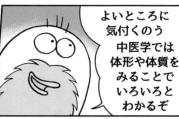

よいところに
気付くのう
中医学では
体形や体質を
みることで
いろいろと
わかるぞ

体形を診る

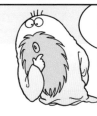

まず体形の強弱から
説明するかのう
体形からは内臓の状態や
気血の盛衰がわかるんじゃ

1 体の強弱を診る

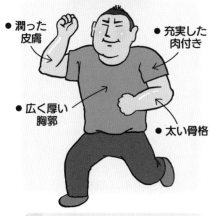

体強

- 潤った皮膚
- 充実した肉付き
- 広く厚い胸郭
- 太い骨格

意義	● 内臓が強く気血が旺盛 ● 罹患しても予後が良好な場合が多い

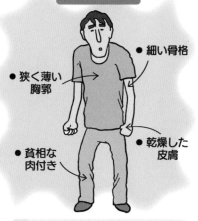

体弱

- 細い骨格
- 狭く薄い胸郭
- 乾燥した皮膚
- 貧相な肉付き

意義	● 内臓が弱く気血が不十分 ● 体が弱く病気がちで予後も宜しくない

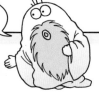

中医学では五体は五臓と
つながっていると考える

だから五体を観察することからも
臓腑の気血盛衰を把握できるんじゃ

2 五体（皮毛・肌肉・筋・骨・脈）と五臓の関係

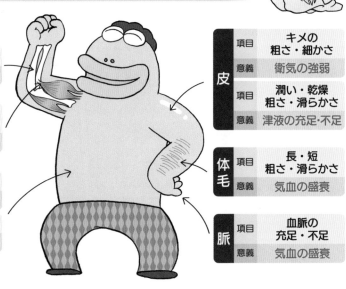

骨
項目	骨格の大・小
意義	腎気の強弱

筋
項目	太さ・細さ 硬さ・軟らかさ
意義	肝血の盛衰

肌肉
項目	硬さ・軟らかさ
意義	津液の充足・不足
項目	厚さ・薄さ
意義	胃気の強弱

皮
項目	キメの 粗さ・細かさ
意義	衛気の強弱
項目	潤い・乾燥 粗さ・滑らかさ
意義	津液の充足・不足

体毛
項目	長・短 粗さ・滑らかさ
意義	気血の盛衰

脈
項目	血脈の 充足・不足
意義	気血の盛衰

3 体の部位と五臓六腑との関係

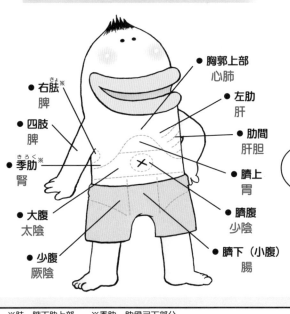

- 右胠※ 脾
- 四肢 脾
- 季肋※ 腎
- 大腹 太陰
- 少腹 厥陰

- 胸郭上部 心肺
- 左肋 肝
- 肋間 肝胆
- 臍上 胃
- 臍腹 少陰
- 臍下（小腹） 腸

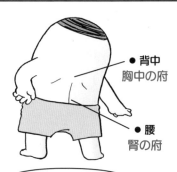

- 背中 胸中の府
- 腰 腎の府

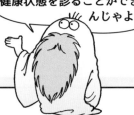

体の各部位はそれぞれ
五臓六腑と関係するので
例えば症状が現れた部位と
五色とを結びつけるなどして
健康状態を診ることができる
んじゃよ

※胠 腋下肋上部　　※季肋 肋骨弓下部分

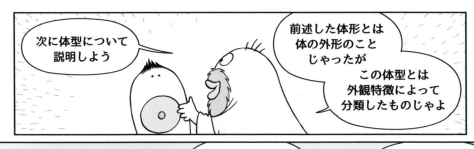

体型を診る

体型は陰陽気血の盛衰による体質の特徴を表現しておる

だから体型からは体質による疾病への感受性などをみることができるのじゃ

1 陰陽気血による分類

	陰臓人	陽臓人	陰陽和平
特徴	陽虚陰盛／丸い頭／広い肩幅／短く太い首／太め／厚くて丸い胸郭／仰け反りがちな姿勢	陰虚陽盛／長細い頭／狭い肩幅／細長い首／痩せ／胸郭が狭く平坦／前屈がちな姿勢	概して陰臓人と陽臓人の中間的な体型
意義	● 陽が比較的弱く陰が旺盛 ● 陰病に罹患しやすく寒化しやすい	● 陰が比較的弱く陽が旺盛 ● 陽病に罹患しやすく熱化しやすい	● 陰陽の平衡が取れている ● 気血が調和している

2 肥痩による分類

	脂人	膏人	肉人	衆人
特徴	内臓と体は健壮／皮肉が厚い／太り過ぎていない	内臓と体があまり健壮でない／脹って垂れた腹／弛んだ肉	肌と肉の区別がつかない／大きな腹／立派な体	中肉中背／皮肉膏脂のバランスがよい
意義	血は清く気は円滑に流れるが多くない	腠理が緩み腹には気が溜まっている	体に血がみなぎり充実している	気血のバランスが取れている

55

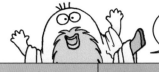

手足や体幹の特徴から
わかることもあるぞ

3 手足を診る

	手足が浮腫んで脹っている	手足がか細く痩せている	手が手首まで浮腫む 足が踝まで浮腫む	足が脛まで浮腫んでいる
特徴				
意義	多くは実証	多くは虚証	陽虚で気が留滞して水液を流せない	腎陽虚から水が氾濫している

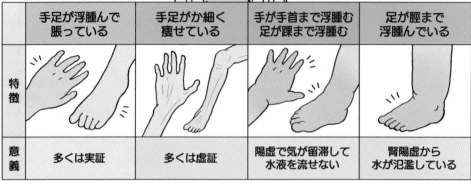

4 特徴的な体型を診る

	形の異常	樽状胸	胸郭の扁平	手足は太らず腹だけ大きく脹る
特徴	漏斗胸 鳩胸 くる病 など	痰 腎の	ぺったんこ 肺 腎	
意義	先天不足の腎精虧損 あるいは 脾胃虚弱の後天不足	痰が蓄積し肺気が損耗 あるいは 腎の納気が失調	肺腎陰虚や気陰両虚	鼓脹※や積聚※

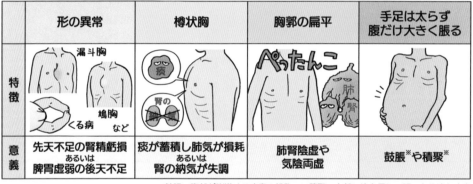

※鼓脹　腹部が膨満する疾患の総称　※積聚　内部に塊を呈して張ったり痛む疾患

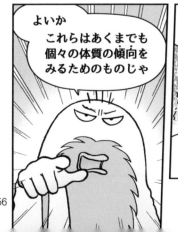

よいか
これらはあくまでも個々の体質の傾向をみるためのものじゃ

陽臓人だから陽虚にならないというわけでもなく

脂人だから外邪が侵入しないわけでもない

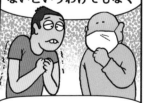

正しい診断にはこれらの傾向を踏まえたうえで現状が如何なる状態かを診るのが望ましいぞ

ハイ!

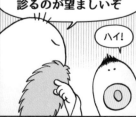

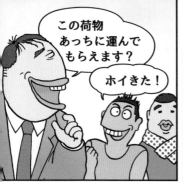

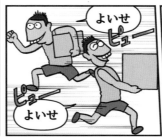

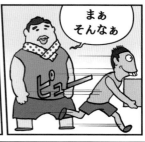

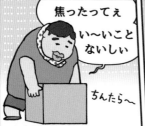

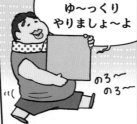

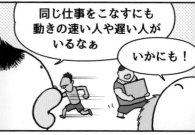

姿勢や動作を診る

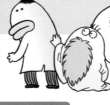

姿勢や動作も陰陽の盛衰や
寒熱虚実が密接に
関係しているんじゃよ

1 行動の動静を診る

動を診る	静を診る	動止を診る

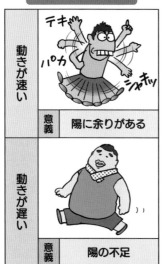

動きが速い

意義	陽に余りがある

動きが遅い

意義	陽の不足

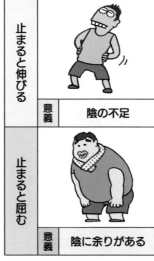

止まると伸びる

意義	陰の不足

止まると屈む

意義	陰に余りがある

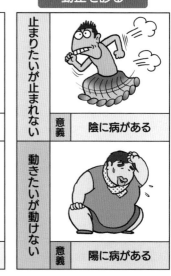

止まりたいが止まれない

意義	陰に病がある

動きたいが動けない

意義	陽に病がある

『望診遵経』では
動静・強弱・俯仰・屈伸を望形
の八法としてまとめているぞ

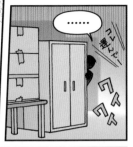

……

表現	属性	意義
動・強・仰・伸	陽	表証・熱証・実証が多い
静・弱・俯・屈	陰	裏証・寒証・虚証が多い

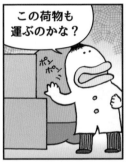

この荷物も
運ぶのかな？

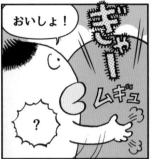

おいしょ！

？

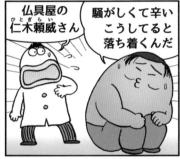

仏具屋の
仁木頼威さん

騒がしくて辛い
こうしてると
落ち着くんだ

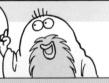

精神と行動の関係
からも陰陽虚実が
わかるんじゃ

② 精神と行動の関係を診る

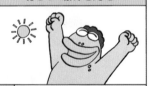

光に顔を向けて
明るい場所を好む

意義	元気の充実 あるいは 熱病

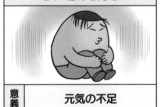

俯きがちで
暗い場所を好む

意義	元気の不足

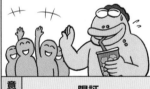

冷たさを喜び
人に会うのを好む

意義	陽証

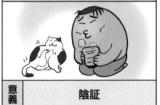

温かさを喜び独りを好み
他人の声を嫌がる

意義	陰証

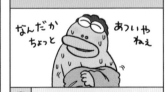

いつも上着を脱ぎたがる

なんだか
ちょっと

あついや
ねぇ

意義	表熱ではなく裏熱がある

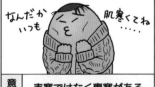

いつも重ね着したがる

なんだか
いつも

肌寒くてね
…‥

意義	表寒ではなく裏寒がある

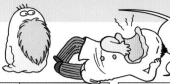

座ったり横になっている様子
からもあれこれわかるんじゃ

ちょっと休憩

③ 座臥を診る

座						

仰け反って咳や痰が多い	意 義	前屈みで元気がなく無口	意 義
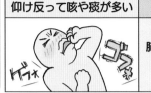	肺に実邪があり気が上逆する	………	肺虚少気

臥						

起きたまま横になれない	意 義	寝たきりで起こすと倒れる	意 義
	咳喘や肺脹による気逆あるいは水飲が胸腹に停滞	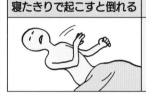	気血両虚あるいは奪血奪気

仰向けで衣服や布団を嫌う	意 義	俯せで衣服や布団を重ねる	意 義
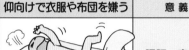	陽証・実熱証	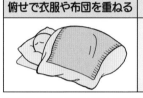	陰証・虚寒証

大の字で頻りに寝返りをうつ	意 義	屈んで怠く寝返りをうてない	意 義
	多くは陽証・熱証・実証	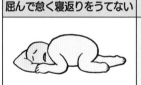	多くは陰証・寒証・虚証

こんな動作の異常が
みられた場合には
これらの疾病が隠れて
いるかも知れんぞ

④ 動作の異常

顔・唇・指の瞤動	意 義	外感熱病の場合	痙証※の予兆	
		内傷雑病の場合	血虚陰虧で経脈に栄養がいかない	血が筋を養えないや

※痙証　首や背中の硬直や四肢の抽搐

59

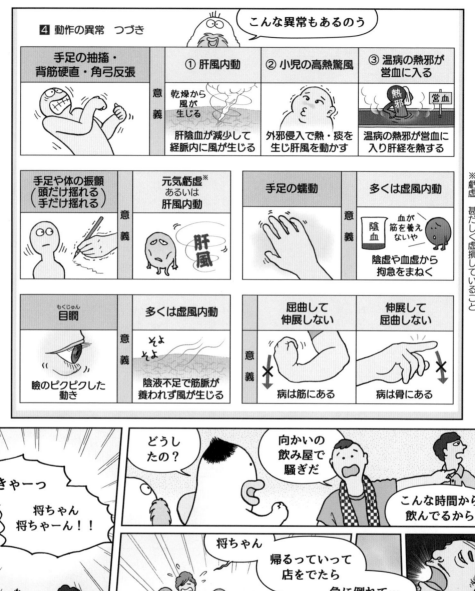

④ 動作の異常　つづき

こんな異常もあるのう

手足の抽搐・背筋硬直・角弓反張	意義	① 肝風内動	② 小児の高熱驚風	③ 温病の熱邪が営血に入る
		乾燥から風が生じる		熱邪　営血
		肝陰血が減少して経脈内に風が生じる	外邪侵入で熱・痰を生じ肝風を動かす	温病の熱邪が営血に入り肝経を熱する

手足や体の振顫（頭だけ揺れる 手だけ揺れる）	意義	元気虧虚※あるいは肝風内動		手足の蠕動	意義	多くは虚風内動
		肝風				陰血　血が筋を養えないや
						陰虚や血虚から拘急をまねく

目瞤（もくじゅん）	意義	多くは虚風内動		屈曲して伸展しない	伸展して屈曲しない
		そよそよ	意義	病は筋にある	病は骨にある
瞼のピクピクした動き		陰液不足で筋脈が養われず風が生じる			

※虧虚　甚だしく虚損していること

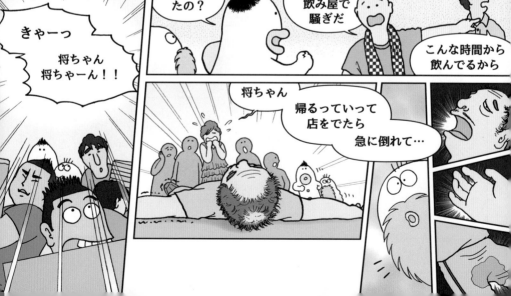

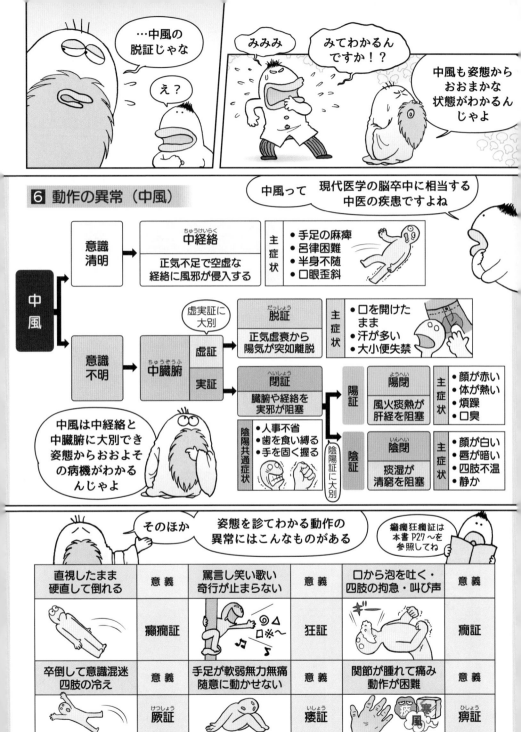

…中風の脱証じゃな

え？

みみみ

みてわかるんですか！？

中風も姿態からおおまかな状態がわかるんじゃよ

6 動作の異常（中風）

中風って現代医学の脳卒中に相当する中医の疾患ですよね

中風

意識清明 → **中経絡（ちゅうけいらく）**
正気不足で空虚な経絡に風邪が侵入する
主症状：
・手足の麻痺
・呂律困難
・半身不随
・口眼歪斜

意識不明 → **中臓腑（ちゅうぞうふ）**（虚実証に大別）

虚証 → **脱証（だっしょう）**
正気虚衰から陽気が突如離脱
主症状：
・口を開けたまま
・汗が多い
・大小便失禁

実証 → **閉証（へいしょう）**
臓腑や経絡を実邪が阻塞
（陰陽証に大別）

→ **陽証** → **陽閉（ようへい）**
風火痰熱が肝経を阻塞
主症状：
・顔が赤い
・体が熱い
・煩躁
・口臭

→ **陰証** → **陰閉（いんへい）**
痰湿が清窮を阻塞
主症状：
・顔が白い
・唇が暗い
・四肢不温
・静か

陰陽共通症状：
・人事不省
・歯を食い縛る
・手を固く握る

中風は中経絡と中臓腑に大別でき姿態からおおよその病機がわかるんじゃよ

そのほか　姿態を診てわかる動作の異常にはこんなものがある

癲癇狂癇証は本書P27～を参照してね

直視したまま硬直して倒れる	意義	罵言し笑い歌い奇行が止まらない	意義	口から泡を吐く・四肢の拘急・叫び声	意義
	癲癇証		狂証		癇証
卒倒して意識混迷四肢の冷え	意義	手足が軟弱無力無痛随意に動かせない	意義	関節が腫れて痛み動作が困難	意義
	厥証（けつしょう）		痿証（いしょう）		痺証（ひしょう）
陰陽失調・気血逆乱・痰濁阻閉・食積停滞などが原因でおこる		湿熱・脾胃気虚・肝腎不足などが原因で肢体が養われない		風寒湿の邪や熱邪などが経絡・骨筋・肌肉を侵犯する	

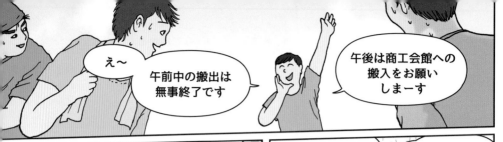

え〜
午前中の搬出は
無事終了です

午後は商工会館への
搬入をお願い
しまーす

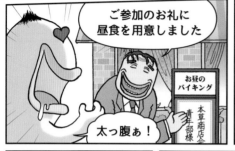

ご参加のお礼に
昼食を用意しました

太っ腹ぁ！

お昼の
バイキング

本草商店会
青年部様

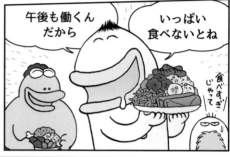

午後も働くん
だから

いっぱい
食べないとね

食べすぎ
じゃて

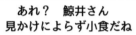

あれ？　鯨井さん
見かけによらず小食だね

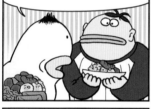

蚊野さんは痩せている
割に大食漢だなぁ

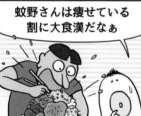

ほほ
体型と食事量の
関係によっても
臓腑精気の盛衰が
わかるんじゃよ

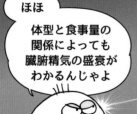

まずは胖痩を
みてみよう

痩せや肥りは気の
盛衰の表れじゃよ

あ〜
苦しい…

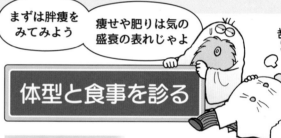

体型と食事を診る

1 胖痩を診る

肥胖（ひはん）（肥満）	痩削（さくそう）（痩せ）
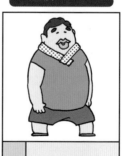	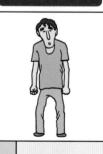
意義　気が旺盛で体の生成に余剰がある	意義　気が不足して体の生成も足りていない

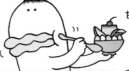

甘いものは別腹

僕はどれに
該当するかな？

肥胖	肥ってよく食べる	意義	肥っていて小食	意義
	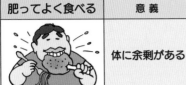	体に余剰がある		体は大きいが気が虚している 陽気不足で痰湿が多い表現

痩削	痩せてよく食べる	意義	痩せていて小食	意義
	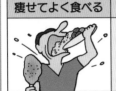	中焦に火があり水穀をすぐに燃焼する		脾胃虚弱で水穀を肌肉に化生できない

胖人は
体が厚く気
が弱いので
巡りが悪い

痩人は
多くが血が
枯れて陰虚
じゃよ

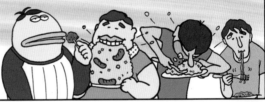

体型と食事って
見た目とは
ちぐはぐな場合も
あるんだね

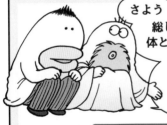

さよう
総じて体と食事は
体と気の関係を示す

その関係からは
こんなことが
わかるんじゃぞ

痩せ過ぎず肥り過ぎず
適度な体でいる
ことは健康に
とって大切
なんだね

う〜ん

そのとおり

体と気の関係

気が
体に勝る → 神気がみなぎり
長寿

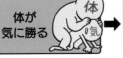

体が
気に勝る → 肉体に対し気が
不足して短命

本日の作業は
これにて終了です

皆様お疲れ
様でした！

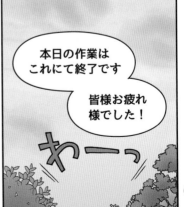

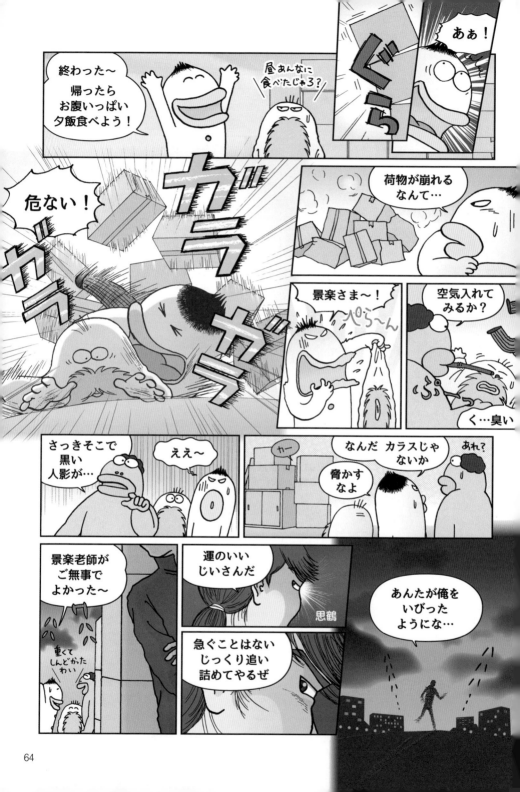

第5話
夾竹桃の花咲く頃に

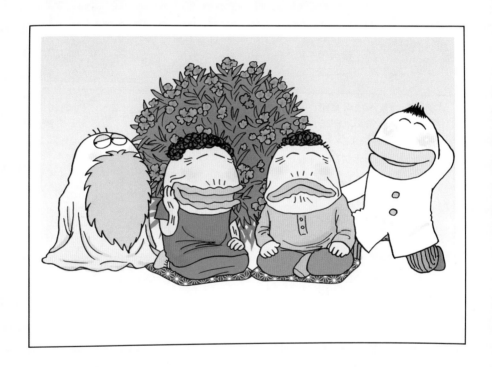

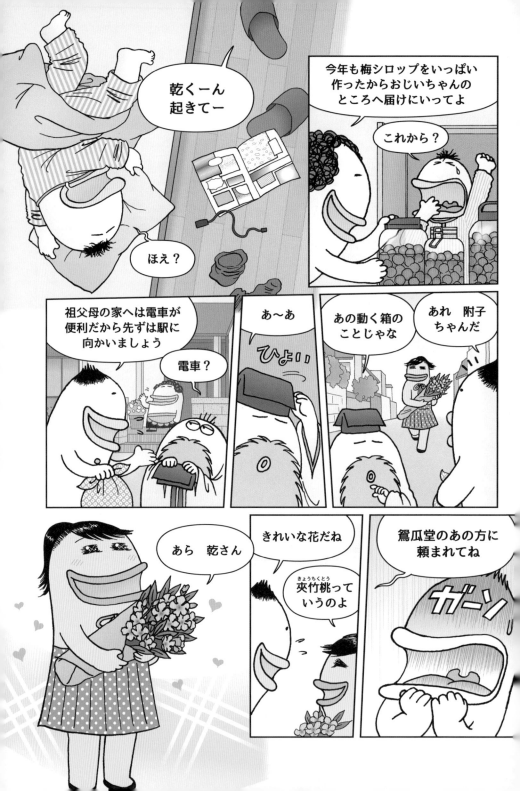

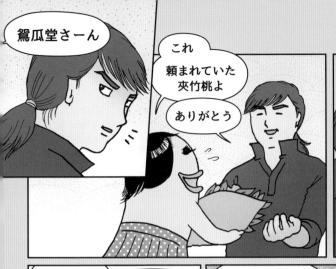

鴛瓜堂さーん

これ
頼まれていた
夾竹桃よ

ありがとう

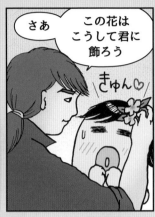

さあ

この花は
こうして君に
飾ろう

きゅん♡

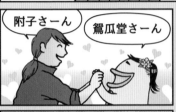

附子さーん

鴛瓜堂さーん

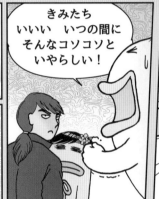

きみたち
いいい　いつの間に
そんなコソコソと
いやらしい！

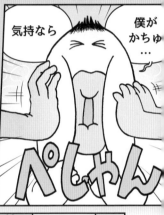

気持なら

僕が
かちゅ
…

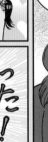

ちょっと

まった！

ぺしゃん

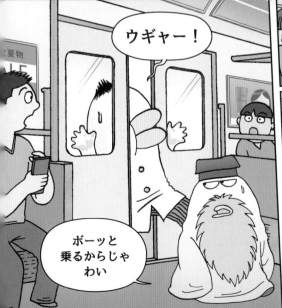

ウギャー！

夏物

ボーッと
乗るからじゃ
わい

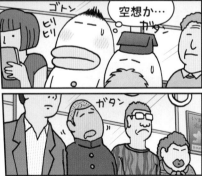

ゴトン
ビリビリ

空想か…

ガタン

ゴトン
ガタン

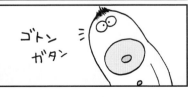

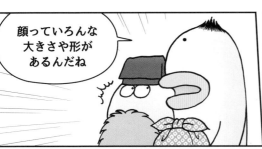

顔っていろんな
大きさや形が
あるんだね

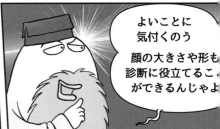

よいことに
気付くのう

顔の大きさや形も
診断に役立てるこ
ができるんじゃよ

頭顔部を診る

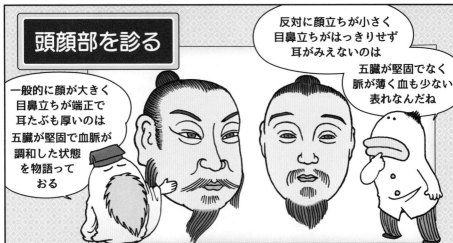

反対に顔立ちが小さく
目鼻立ちがはっきりせず
耳がみえないのは

五臓が堅固でなく
脈が薄く血も少ない
表れなんだね

一般的に顔が大きく
目鼻立ちが端正で
耳たぶも厚いのは
五臓が堅固で血脈が
調和した状態
を物語って
おる

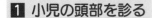

1 小児の頭部を診る

頭や顔の大きさは特に
小児の発育において大切な
観察ポイントじゃよ

頭が大きく顔が小さく知的機能に制約がある	頭が小さく尖り知的機能に制約がある	頭前方の左右が突出し頭頂が平坦で頭骨が四角
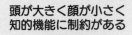 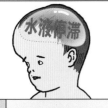	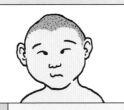	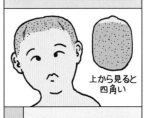 上から見ると四角い
意義 腎精虧損 あるいは 脳に水液が停滞	意義 腎精不足から頭骨が栄養されない	意義 腎精不足や脾胃虚弱による発育不良

2 泉門を診る

泉門とは新生児の頭蓋骨の骨の境目でまだ骨化が進んでいない部分のことじゃ

泉門が突起している	泉門が凹んでいる	泉門閉鎖の遅延	
顖填 （しんてん）	顖陥 （しんかん）	解顱 （かいろ）	※胎熱 妊娠中に不適切な飲食や七情の失調によって母体の子宮に停滞した熱が，胎児に影響を及ぼすもの
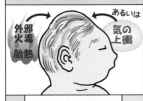外邪火毒胎熱　あるいは　気の上衝	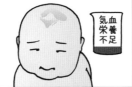気血栄養不足	水液停滞	
意義　・外邪により火毒が上攻した実熱証　……あるいは……　・胎熱※の上衝　……あるいは……　・脾胃不和で臓腑の気が巡らず上衝　〔いずれも実証〕	意義　・嘔吐や泄瀉・脾胃虚寒から臓が虚弱になり頭骨へ栄養を運べない　……あるいは……　・後天の本の機能失調から気血不足となり髄脳を満たせない　〔いずれも虚証〕	意義　・先天的な精気虧虚　……あるいは……　・脾虚の運化失調で飲邪が頭内に停留　〔虚証〕　・外感風熱証で脳へ痰熱が上衝して絡を塞ぎ水液が停滞　〔実証〕	

ガタン　ゴトン

あの人たち

顔が腫れてるよ

ガタン　ゴトン

 顔面の腫れの多くは水腫じゃ

水腫は陽性と陰性のものに分かれるんじゃよ

陰陽

3 顔面の腫れ

それぞれの主な特徴だね

① 水腫によるもの

陽水	陰水
症状の発現が速く瞼や顔から開始する	症状の発現が遅く下肢や腹部から開始しする
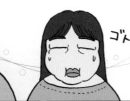水道不通　向上向外	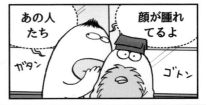せいろ　肺　脾　腎　鍋（水）
特徴　風邪が表を襲い肺の宣発が失調　↓　風邪は陽邪で上や外へ動く　↓　風邪と水邪が抗争して症状が上焦にでる	特徴　多くは肺脾腎の陽虚によって水湿が気化されないことによるもの

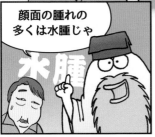

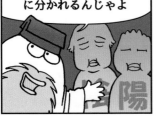

② その他によるもの

水腫以外でも顔は腫れるね

症状	意義	症状	意義
顔が腫れて丹のように赤く，押すと色が白けて痛い	抱頭火丹※	腮部が急に腫れて咽喉が痛み聴力が低下する	痄腮※
	風熱の火毒が上部を攻めたもの 営血分や臓腑へ邪が内陥し全身に症状を来しやすい		風温の邪毒が少陽の経脈を塞阻して腮部に停滞したもの 足少陽胆経の分支→

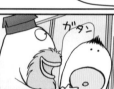

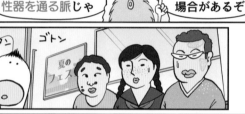

少陽経と表裏関係にある厥陰経は性器を通る脈じゃ

痄腮では睾丸が腫れたり痛む場合があるぞ

※抱頭火丹 顔面に発症した丹毒に相当する
※痄腮 流行性耳下腺炎に相当する

顔の望診では大きさや形以外にも観察するポイントがあるんじゃよ

ガタン　ゴトン

夏のフェス

---

4 皮膚の異常

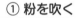

例えば皮膚の異常からはこんなことがわかるぞ

① 粉を吹く

症状	意義
頭・顔・耳に好発して初期は痒みを伴い徐々に粉を吹いた状態になる	白屑風
	陽熱な体質で熱い皮膚に風邪が侵入することで肌が乾燥して栄養を失う

掻くと滲湿液がでる	飲食から脾胃に湿熱が蘊積して頭部まで蒸し上がる
掻くと血がでる	風熱の邪と血虚が互いに皮膚を乾燥させる

② 雀斑と黒痣

雀斑	黒痣
淡黄〜黒褐色の無数の斑	粟〜豆大の黒点
意義： ・腎水が上焦に達せず火邪が鬱結 ーーーあるいはーーー ・火邪が風邪と抗争し孫絡の血分に鬱滞	ほくろのことか

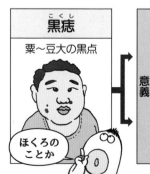

	意義		
	皮膚より隆起	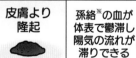	孫絡※の血が体表で鬱滞し陽気の流れが滞りできる 体表
	平坦		血虚から火邪と燥邪が結滞してできる

肝鬱・脾虚・陰虚・湿熱・瘀血と関係して女性に多いぞ

細く小さな支脈

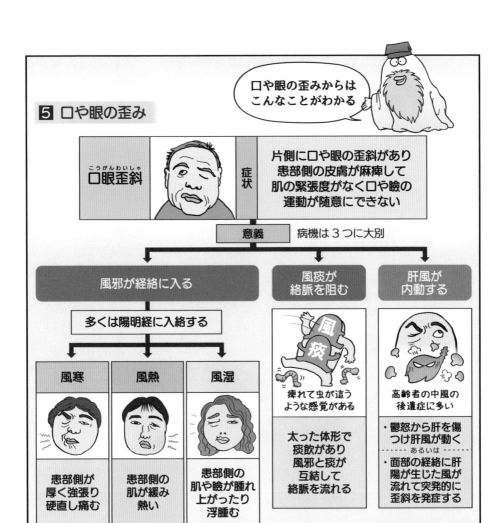

口や眼の歪みからは
こんなことがわかる

5 口や眼の歪み

| 口眼歪斜
（こうがんわいしゃ） | | 症状 | 片側に口や眼の歪斜があり
患部側の皮膚が麻痺して
肌の緊張度がなく口や瞼の
運動が随意にできない |

意義 　病機は3つに大別

| 風邪が経絡に入る | 風痰が
絡脈を阻む | 肝風が
内動する |

多くは陽明経に入絡する

風寒	風熱	風湿
患部側が 厚く強張り 硬直し痛む	患部側の 肌が緩み 熱い	患部側の 肌や瞼が腫れ 上がったり 浮腫む

痺れて虫が這う
ような感覚がある

太った体形で
痰飲があり
風邪と痰が
互結して
絡脈を流れる

高齢者の中風の
後遺症に多い

・鬱怒から肝を傷
　つけ肝風が動く
-- あるいは --
・面部の経絡に肝
　陽が生じた風が
　流れて突発的に
　歪斜を発症する

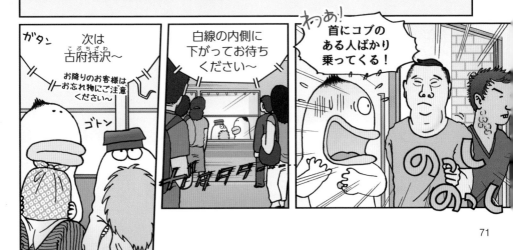

首を診る

次はこぶなどの首の状態の望診を紹介するかのう

ちなみに首の前部は頸後部は項じゃよ

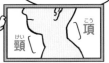
項 頸

1 頸のこぶを診る

症状	意義
咽喉仏の両側が瘤のように腫れて嚥下に影響しない	**瘦病**（えいびょう）
	肝鬱気滞で水湿が不化 ↓ 水湿が凝集して痰が生成 ↓ 痰気鬱結や気滞痰凝や血瘀となり腫れる 相克！ 肝 脾 水湿 痰

症状	意義
頸側部や顎下が数珠状に腫れる	**瘰癧**（るいれき）
	・肺腎陰虚で肝火が生じ津陰が枯れ痰核を結成 津液 肝 火 あるいは ・肝鬱が脾を損じて痰が生じ痰と気が凝結 相克！ 肝 脾 痰

症状	意義	
頸静脈の拍動	**頸脈動**（けいみゃくどう）	腎陽虧虚で水を制止できない 腎 → 氾濫した水が上向して心肺を圧迫

2 項の強軟を診る

症状	意義
首から背にかけて筋が強張り首が回らず運動が不自由	**項強**（こうきょう）
	邪が絡脈を阻塞し気血が滞り筋脈が拘急する 通れないや！ 邪

総じて筋脈の栄養不足が原因の邪実証が多いが肝血不足による虚証が原因の場合もあるぞ

症状	意義	
力が無く頭を低く垂らしている	**項軟**（こうなん）	
	小児	先天不足の肝腎虧損や後天不足の脾胃虚弱・気血不足で筋骨や肌肉が弱い
	成人	・病損から中気虚衰となり清陽（栄養）が上昇しない あるいは ・腎の精気が衰え髄海が不足

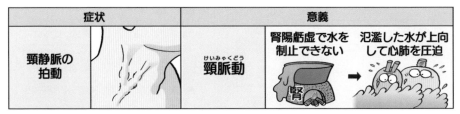

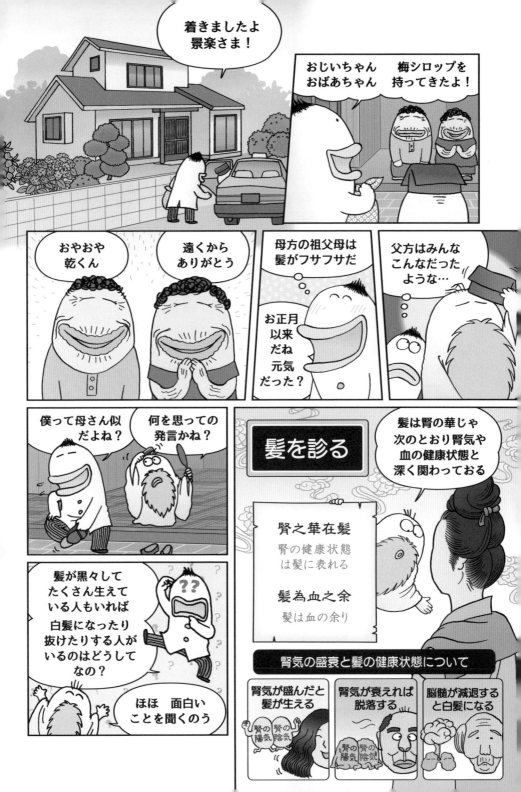

髪が黒々として艶があるのは
腎気が盛んで精血が充足
している表現なんじゃよ

症状	意義
美しく よく伸びる	気血が盛ん 職人も材料も豊富

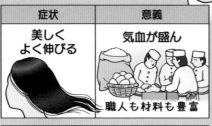

症状	意義
美しいが 伸びが遅い	気が多く血が少ない 職人は足りても 材料が乏しい

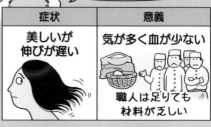

症状	意義
量が少なく 質が悪い	気が少なく血が多い 材料は十分でも職人 が不足し作りが粗雑

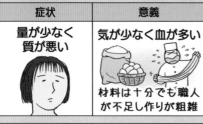

症状	意義
部位によって 生えにくい	気血両少 職人も材料も不足

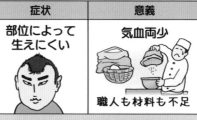

症状	意義
赤褐色になる	気血に熱がある 熱が髪を灼く

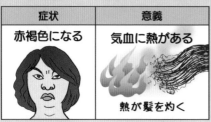

症状	意義
白髪や脱落	気血全衰 肝血　腎陰 腎陰や肝血が減退し 髪に栄養がいかない

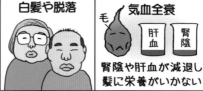

症状	意義
黄ばんで乾燥	精血不足 腎精が著しく減退し 髪が化生されない

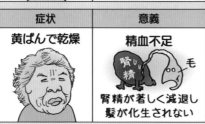

症状	意義
疾病に伴う 若年者の白髪	肝腎精血不足や 血虚血熱 髪が養われない

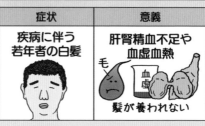

中年以降で
部分的に抜け毛が
生じたり総白髪に
なるのは

腎衰血瘀の
表現で正常な
老化現象じゃ

これは
正常よ

また青年の白髪や
老人の黒髪なども
稟賦の個体差で
疾病ではないぞ

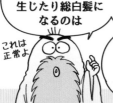

他にも
七情過度が
原因で短期間
に白髪を招く
場合もある

七情の過度
が原因で
肝の疏泄
が失調

➡

気鬱化火から
血熱が生じ
毛根が炙られ
栄養されない

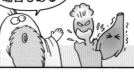

❷ 髪の脱落を診る

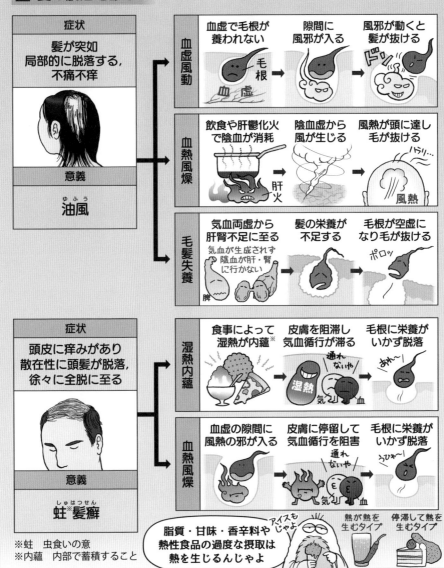

症状

髪が突如
局部的に脱落する,
不痛不痒

意義

油風
（ゆふう）

血虚風動

血虚で毛根が
養われない

毛根

血虚

→ 隙間に
風邪が入る

→ 風邪が動くと
髪が抜ける

ドリ

血熱風燥

飲食や肝鬱化火
で陰血が消耗

肝火

→ 陰血虚から
風が生じる

→ 風熱が頭に達し
毛が抜ける

ハラリ…

風熱

毛髪失養

気血両虚から
肝腎不足に至る

気血が生成されず
陰血が肝・腎
に行かない

脾

→ 髪の栄養が
不足する

→ 毛根が空虚に
なり毛が抜ける

ポロッ

症状

頭皮に痒みがあり
散在性に頭髪が脱落,
徐々に全脱に至る

意義

蛀※髪癬
（しゅはつせん）

※蛀　虫食いの意
※内蘊　内部で蓄積すること

湿熱内蘊

食事によって
湿熱が内蘊※

→ 皮膚を阻滞し
気血循行が滞る

通れ
ないや

湿熱　気　血

→ 毛根に栄養が
いかず脱落

あれ～

血熱風燥

血虚の隙間に
風熱の邪が入る

→ 皮膚に停留して
気血循行を阻害

通れ
ないや

気　血

→ 毛根に栄養が
いかず脱落

うひゃ～

脂質・甘味・香辛料や
熱性食品の過度な摂取は
熱を生じるんじゃよ

アイスも
じゃよ

熱が熱を
生むタイプ

停滞して熱を
生むタイプ

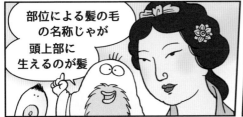

部位による髪の毛
の名称じゃが
頭上部に
生えるのが髪

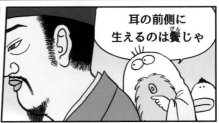

耳の前側に
生えるのは鬢（びん）じゃ

75

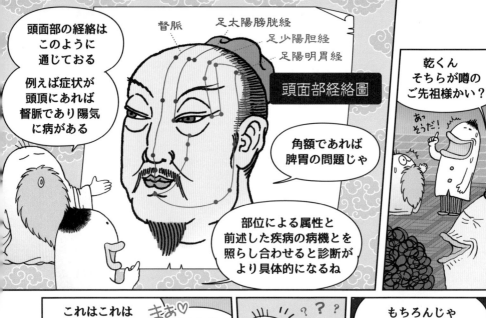

頭面部の経絡はこのように通じておる

例えば症状が頭頂にあれば督脈であり陽気に病がある

督脈　足太陽膀胱経　足少陽胆経　足陽明胃経

頭面部経絡圖

角額であれば脾胃の問題じゃ

部位による属性と前述した疾病の病機とを照らし合わせると診断がより具体的になるね

乾くんそちらが噂のご先祖様かい？

あっそうだ！

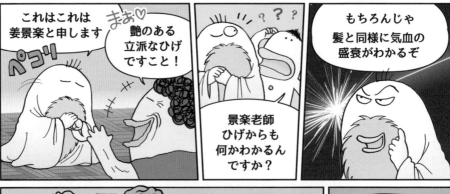

これはこれは姜景楽と申します

ペコリ

まあ♡

艶のある立派なひげですこと！

??

景楽老師ひげからも何かわかるんですか？

もちろんじゃ髪と同様に気血の盛衰がわかるぞ

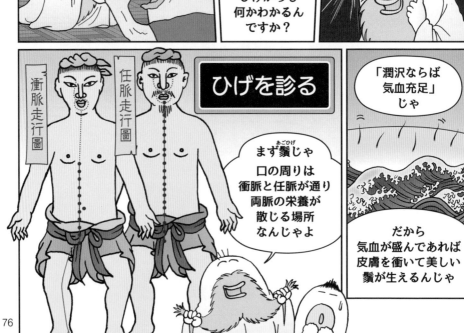

衝脈走行圖　任脈走行圖

ひげを診る

まず鬚（あごひげ）じゃ

口の周りは衝脈と任脈が通り両脈の栄養が散じる場所なんじゃよ

「潤沢ならば気血充足」じゃ

だから気血が盛んであれば皮膚を衝いて美しい鬚が生えるんじゃ

76

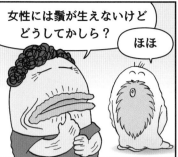

女性には鬚が生えないけど
どうしてかしら？

ほほ

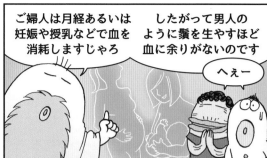

ご婦人は月経あるいは
妊娠や授乳などで血を
消耗しますじゃろ

したがって男人の
ように鬚を生やすほど
血に余りがないのです

へぇー

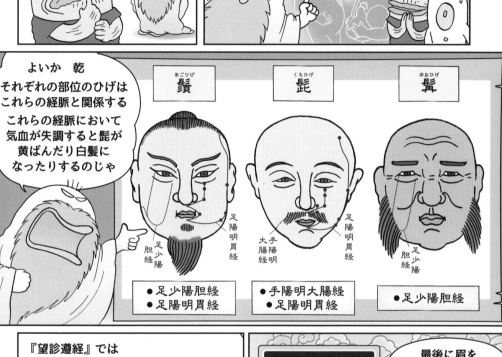

よいか 乾
それぞれの部位のひげは
これらの経脈と関係する

これらの経脈において
気血が失調すると髭が
黄ばんだり白髪に
なったりするのじゃ

鬚（あごひげ）

髭（くちひげ）

鬢（ほおひげ）

足少陽胆経
足陽明胃経

大手陽明腸経

足陽明胃経

足少陽胆経

- 足少陽胆経
- 足陽明胃経

- 手陽明大腸経
- 足陽明胃経

- 足少陽胆経

『望診遵経』では

髪は心に属し火によって上に生え
鬚は腎に属し水によって下に生える

と書かれておる

腎 腎

頭髪の疾病の治療で
加齢による要因の場合
助陽薬を用いるのは
この理由からなんだね

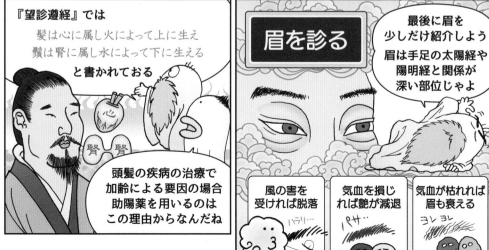

眉を診る

最後に眉を
少しだけ紹介しよう

眉は手足の太陽経や
陽明経と関係が
深い部位じゃよ

風の害を
受ければ脱落

ハラリ…

気血を損じ
れば艶が減退

パサ…

気血が枯れれば
眉も衰える

ヨレ ヨレ

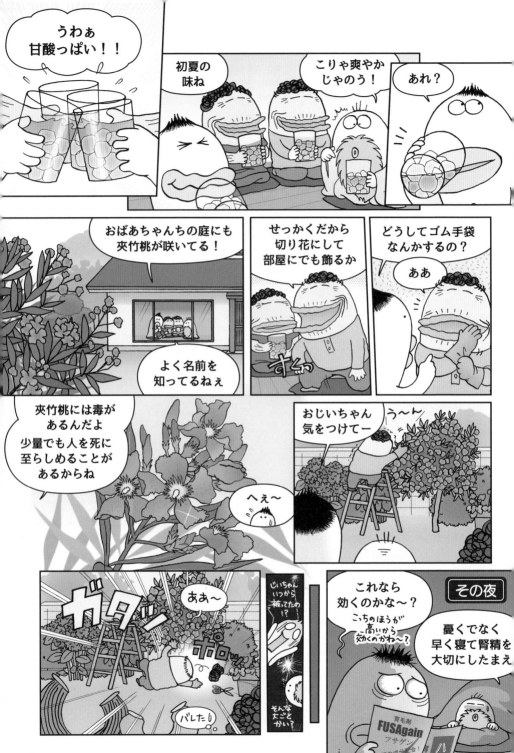

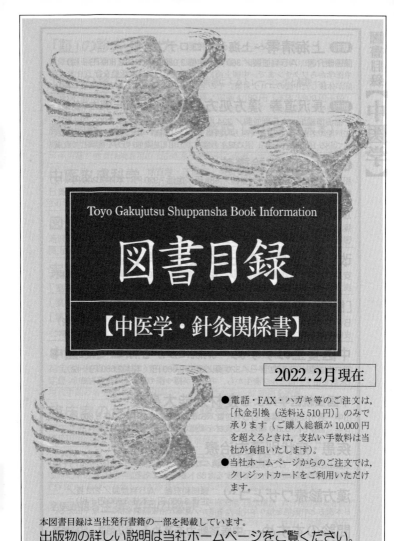

Toyo Gakujutsu Shuppansha Book Information

図書目録

【中医学・針灸関係書】

2022.2月現在

- 電話・FAX・ハガキ等のご注文は，［代金引換（送料込 510 円）］のみで承ります（ご購入総額が 10,000 円を超えるときは，支払い手数料は当社が負担いたします）。
- 当社ホームページからのご注文では，クレジットカードをご利用いただけます。

本図書目録は当社発行書籍の一部を掲載しています。
出版物の詳しい説明は当社ホームページをご覧ください。

東洋学術出版社

販売部： 〒 272-0021 千葉県市川市八幡 2-16-15-405
電話 047-321-4428 フリーダイヤル FAX 0120-727-060
E-mail : hanbai@chuui.co.jp

http://www.chuui.co.jp/

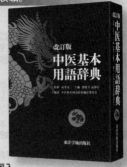
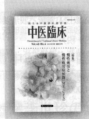

第6話
ケバブにご用心！

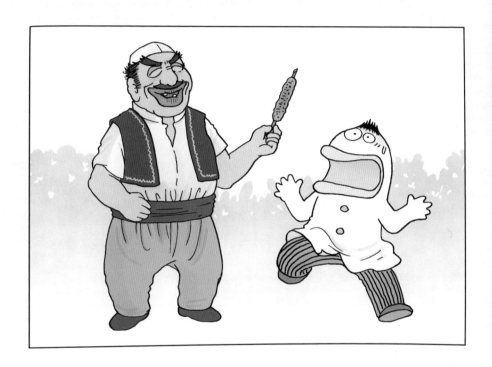

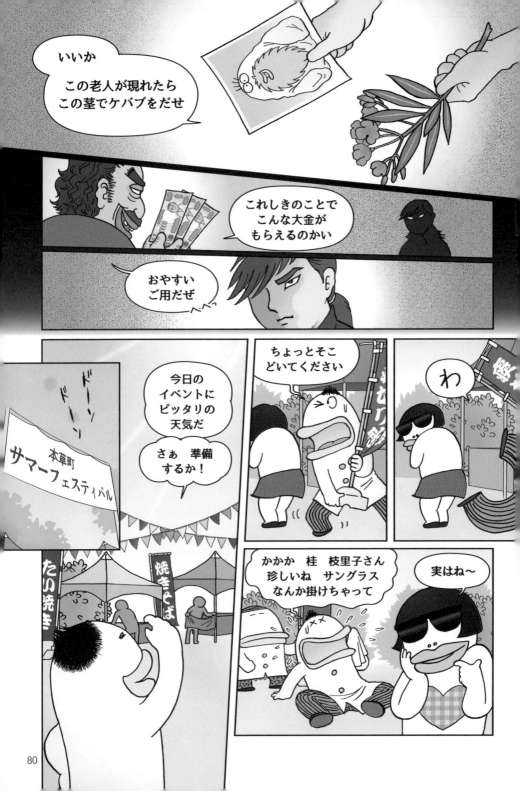

いいか
この老人が現れたら
この茎でケバブをだせ

これしきのことで
こんな大金が
もらえるのかい

おやすい
ご用だぜ
へへっ

今日の
イベントに
ピッタリの
天気だ

さぁ 準備
するか！

ドーン
ドーン

本草町
サマー
フェスティバル

ちょっとそこ
どいてください

わ

かかか 桂 枝里子さん
珍しいね サングラス
なんか 掛けちゃって

実はね～

焼きそば

たい焼き

80

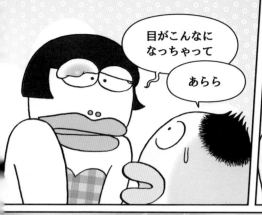

目がこんなに
なっちゃって

あらら

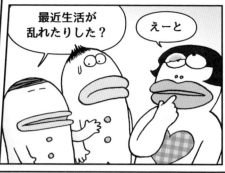

最近生活が
乱れたりした？

えーと

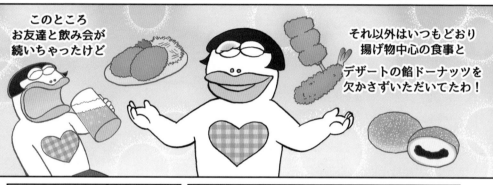

このところ
お友達と飲み会が
続いちゃったけど

それ以外はいつもどおり
揚げ物中心の食事と

デザートの餡ドーナッツを
欠かさずいただいてたわ！

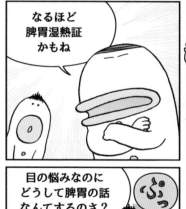

なるほど
脾胃湿熱証
かもね

それはだね　『霊枢』大惑論では

五臓六腑の精気は
みな目に上注して精となる

と書かれていて
目は各臓の精気の盛栄が
現れる部位だからなんだ

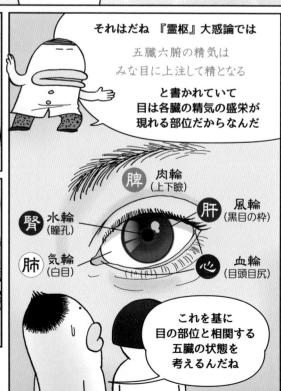

脾　肉輪
（上下瞼）

腎　水輪
（瞳孔）

肝　風輪
（黒目の枠）

肺　気輪
（白目）

心　血輪
（目頭目尻）

これを基に
目の部位と相関する
五臓の状態を
考えるんだね

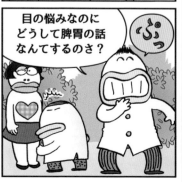

目の悩みなのに
どうして脾胃の話
なんてするのさ？

ふっ

普段の生活と症状の質と部位とを結び付けて考えると

枝里子さんの症状は脾胃の邪熱が肉輪に達してでたものかな

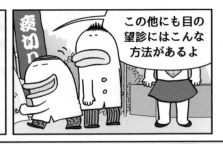

この他にも目の望診にはこんな方法があるよ

眼目を診る

1 目神を診る

目は五臓六腑の精気が通う部位で肝の窮，心の使者，営衛魂魄が集うとされている

総じて五臓六腑や経絡筋骨，精神気血と密接な関係にありそれらの状態は目神に表れるよ

目神が有る		
	意義	● 目に輝きがある ● 白目と黒目の境がはっきりしている ● 適度に潤っている ● 物が明瞭に見える

目神が無い		
意義		● 目が濁り輝きがない ● 白目と黒目の境がはっきりしていない ● 潤いがない ● 物が明瞭に見えない

2 白目を診る

次いて白目の望診には

五臓の部位と五色の関係を応用するんだね

白目が赤い	意義
	外感風熱や肺火

白目に吹き出物	意義
	水湿が内蘊して目に達し鬱滞する 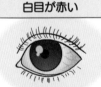

目尻目頭が赤く痛む	意義
	心火上炎
	目頭 | 目尻
	心に風がある | 心に熱がある

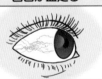

白目が血走る

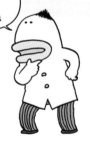

① 下記の要因などから熱が鬱滞し血の流れが滞る

● 粉塵に曝される

● 長期間に及ぶ不適切な治療

● 喫煙や飲酒

② 目を酷使して血絡が鬱滞する

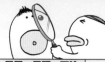

次は全体を診よう

3 全体を診る

全体的に赤い	意義
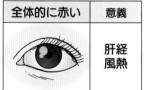	肝経風熱

目尻・目頭・下瞼の内側が淡白色	意義
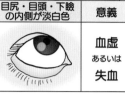	血虚あるいは失血

瞼が紅く爛れる	意義
	脾経湿熱

瞼が黒く暗い	意義
	腎虚

上下瞼が明るい	意義
	痰飲

上下瞼が灰色	意義
	寒痰

角膜が拡大して淡緑色

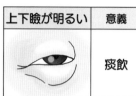

意義	気血の失調から経脈が滞り気滞血鬱となって神水※が濁る

①七情過度から肝胆に風火が生じ目を襲う	②腎陰が耗減し虚火が生じて陽が亢進する

角膜が白く混濁して視力が減退

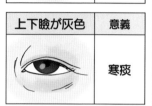

意義	
①脾虚で運化が失調し精気が目に届かない 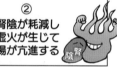	②肝経の鬱熱や陰虚湿熱の熱が上攻

※神水　房水や涙液などの眼内分泌物を指す

形からはこんなことがわかるね

4 形を診る

眼窩が凹む	意義
	五臓六腑の精気の衰えを表す

眼球が飛び出る	意義
	痰濁が肺を塞ぎ肺気が粛降できない ※頚部の腫れを伴う場合は癭瘤

瞼が紅く腫れる	米粒大の結節が縁に生じる	針眼	
	瞼全体が腫れる	眼丹	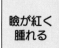

	どちらの症状も	
意義	風邪と熱邪が乱闘して瞼に停留 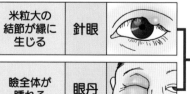	あるいは 脾胃に熱毒が蘊積し目を攻撃

5 状態を診る

状態からもいろいろわかるよ

瞼の動きが速い	意義	瞼の動きが遅い	意義	斜視（非先天性）	意義
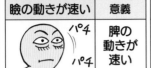 パヤ パヤ	脾の動きが速い	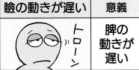 トローン	脾の動きが遅い		肝風内動

睡眠時に白目が露出	意義	起きても目が開かない・見えない	意義
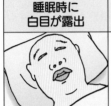	脾虚の清陽不昇 脾虚で脾気が上昇せず瞼に栄養がいかず固摂が失調 脾気	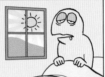	脾虚湿盛 衛気が陽にでれず陰に残る 陽 陰 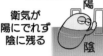

上瞼の下垂		先天性	後天性	片側性
	意義	先天不足の脾腎両虚 腎 腎脾	脾虚で筋肉が栄養されず瞼が無力になる ダラーン 脾	脾虚や気血不和から脈絡が通じていない 脾

瞼の痙攣		風熱	血虚生風	脾胃気虚
	意義	風熱の邪が経絡に侵入して筋が痙攣 プー ブルブル	肝血不足で肝脾の経絡が栄養されず経絡内に虚風が吹き振動する ピー 肝 脾 ブル ブル	脾胃気虚により瞼の統制が乱れ痙攣 脾 胃 ブル ブル
	目瞤			

6 涙を診る

感情と無関係にでる涙の多くは肝経に属するよ

	風に当たると涙がでる	風に当たると熱い涙がでる	ときをかまわず熱い涙がでる	ときをかまわず涙がでる
症状			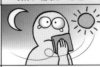	
意義	肝気虚で肝経に虚寒があり風が目に入ると涙液を固摂できず涙が流れる 涙液	肝経に熱が蓄積して風に当たると風邪に誘発され涙がでる	肝腎陰虚で虚火が涙液を蒸上する 肝腎の陰 涙液	肝腎両虚が進行し虚損が陽に及ぶと涙液を固摂できず涙がでる 涙液 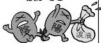

84

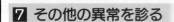

7 その他の異常を診る

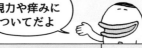
視力や痒みについてだよ

近くが見えて遠くが見えない（近視）	意義	遠くが見えて近くが見えない（遠視）	意義
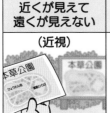	心陽や肝腎の精血が減退して目神が衰え遠くまで届かない 	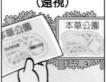	肝腎陰虚で陰の収斂作用が失調し光を絞れず焦点が合わない 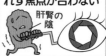 肝腎の陰

日没後に視野が狭まる  雀目（夜盲） じゃくもう	目の痒み 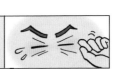

高風雀目	肝虚雀目	風邪侵襲	脾胃湿熱	肝血虧少
上方のものが見えて両脇が見えない 	下方のものが見えて痒みと乾燥を伴う 	目は赤くない  全身症状に虚損や湿熱がない 	粘りのある目ヤニや涙 白目が黄濁	軽度の痒み 痒くなったり止まったりする
意義	意義	意義	意義	意義
腎陽虚で陰が阻み陽気が目に届かない 	肝血不足から目を栄養できない 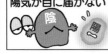	風邪が瞼の腠理に出入りして生じる 	湿熱が内蘊した体に風邪が侵入し3邪が目を襲う 	肝陰血の減少により内風が生じて起こる

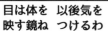

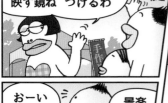
目は体を映す鏡ね　以後気をつけるわ　お大事にねー

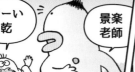
おーい　乾　景楽老師

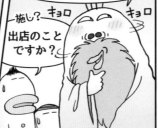
其方を探してこんな場所まできてしもうたが…なにやら料理の施しがあるようじゃのう
施し？　キョロ　キョロ
出店のことですか？

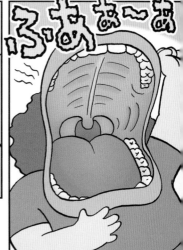
ふぁぁ～あ

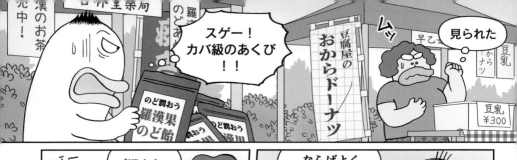

スゲー！カバ級のあくび！！

ムッ

見られた

豆腐屋のおからドーナツ

豆乳 ¥300

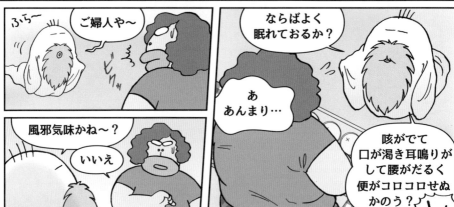

ふら〜

ご婦人や〜

ならばよく眠れておるか？

あ あんまり…

咳がでて口が渇き耳鳴りがして腰がだるく便がコロコロせぬかのう？

うっ！

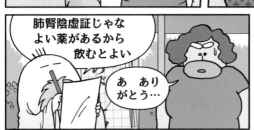

風邪気味かね〜？

いいえ

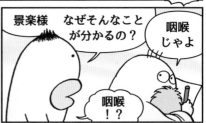

景楽様 なぜそんなことが分かるの？

咽喉じゃよ

咽喉！？

肺腎陰虚証じゃなよい薬があるから飲むとよい

あ ありがとう…

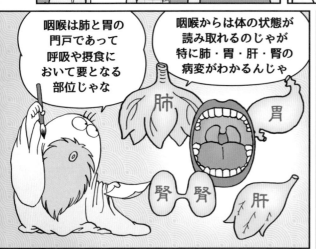

咽喉は肺と胃の門戸であって呼吸や摂食において要となる部位じゃな

咽喉からは体の状態が読み取れるのじゃが特に肺・胃・肝・腎の病変がわかるんじゃ

肺

胃

腎 腎

肝

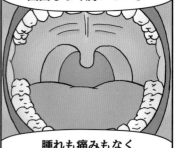

正常な咽喉は淡紅色あるいは若干淡白色で凸凹もなく潤っている

腫れも痛みもなく呼吸や嚥下もスムーズにおこなえる

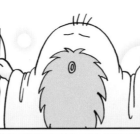

例えば咽喉が紅く
腫れあがっていれば
多くは熱毒で肺胃が
塞がっている
実熱証じゃ

しかしご婦人のように
淡紅色で腫れていなければ
気陰両虚証などによって
虚火が上攻している
場合もあるんじゃ

咽喉を診る

じゃから咽喉が痛み
咳が出るすべての
症状が単純な邪実証
とは限らんぞ

咽喉が赤い症状は
急性と慢性に大別
できるんだね

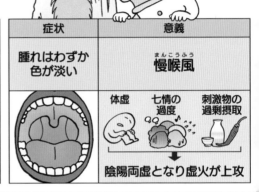

1 腫れを診る

症状	意義
痰涎が咽喉を塞ぎ腫れて痛みから声を出せず水も飲めない	**緊喉風**（きんこうふう）
	風邪と熱邪が乱闘して咽喉を塞ぐ

症状	意義
腫れはわずか色が淡い	**慢喉風**（まんこうふう）
	体虚　七情の過度　刺激物の過剰摂取
	↓
	陰陽両虚となり虚火が上攻

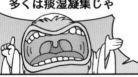

咽喉が慢性的に腫れて
色が淡紅色の場合
多くは痰湿凝集じゃ

淡紅色で腫れておらず
繰り返し軽く痛む
あるいは咽喉が
こそばゆい感じがして
咳が出る場合は虚陽が
上浮しておる

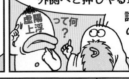

腎陽が極端に不足すると
陰が優勢となって少なすぎる陽を
外側へと押しやる現象じゃ

虚陽上浮って何

詳しくは下巻
の第15話で
説明しよう

2 化膿を診る

続いて咽喉の化膿を
診ていくかのう〜　なんちゃって

症状	化膿して紅く腫れる
意義	多くは実証

症状	炎症が長期で淡紅や青白色
意義	多くは虚証

	化膿が表面に浅く散らばる	糜爛 あるいは化膿部が凹む
症状		
意義	肺胃の熱が比較的軽い	火毒が壅盛

膿　肺胃

	化膿が表面に浅く散らばる	糜爛 あるいは化膿部が凹む
症状		
意義	虚火が上炎	邪毒の内陥

虚火

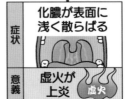

気血不足
腎陰虧虚
腎陽不足

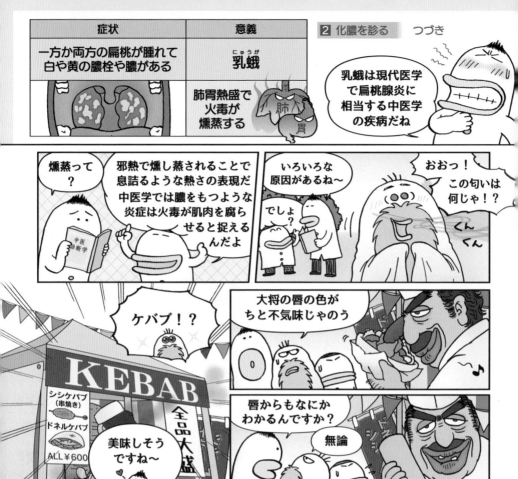

症状	意義
一方か両方の扁桃が腫れて白や黄の膿栓や膿がある	乳蛾
	肺胃熱盛で火毒が燻蒸する

2 化膿を診る　つづき

乳蛾は現代医学で扁桃腺炎に相当する中医学の疾病だね

燻蒸って？

邪熱で燻し蒸されることで息詰るような熱さの表現だ　中医学では膿をもつような炎症は火毒が肌肉を腐らせると捉えるんだよ

いろいろな原因があるね〜

でしょ？

おおっ！この匂いは何じゃ！？

くんくん

ケバブ！？

大将の唇の色がちと不気味じゃのう

KEBAB
シシケバブ（串焼き）
ドネルケバブ
ALL ¥600
全品大盛

美味しそうですね〜

唇からもなにかわかるんですか？

無論

唇を診る

唇は脾の華じゃ

脾は口に開竅して足陽明胃経は唇の周りを走る

従って唇の観察からは脾胃の病変がわかるぞ

1 唇の色を診る

診かたの基本は五色主病だね

症状	意義	症状	意義
紅潤	正常色　脾胃の気が充足して血脈が通う	紅く腫れて乾燥	熱が盛ん
淡白	血虚・血不上栄で血色がない	淡紅で黒ずむ	寒が甚だしい
淡紅	虚・寒を示し多くは血虚や気血両虚	青	気滞血瘀
深紅	邪実で病は熱性	青黒	寒盛・痛み
深紅で乾燥	熱が盛んで津液を損傷している	青〜深紫	鬱熱がある

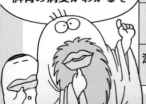

症状	乾燥して裂けている 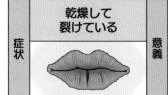	意義	外感の燥熱邪による熱で津液が損傷 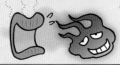

胃熱や陰虚の津液不足にもみられるね

症状	口角から涎 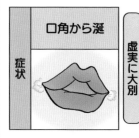	虚実に大別	実証	意義	飲食の不摂生から胃熱を生じる → 津液を蒸し上げ口角から涎がでる
			虚証	意義	脾虚で津液が散布されず湿が溜まる → 津液を固摂できず口角から溢れだす

症状	口腔内に潰瘍ができる こうそう 口瘡 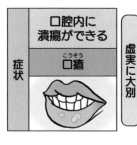	虚実に大別	実証	化膿性の炎症 傷口は鮮紅色	意義 心や脾の熱が蓄積し口まで蒸し上がる
			虚証	小さな白い斑点 傷口は淡紅色	陰虚火旺や心腎不交などで虚火が上攻したもの あるいは 中気不足から陰火が生じたもの

症状	口角に硬い隆起物 口の開閉が激痛 さこうちょう 鎖口疔 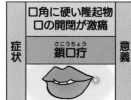	意義 脾胃心の経脈の火毒によるもの 全身に毒気がまわりやすい

陰火って？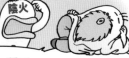

虚火の一種で脾胃が衰えることで生じる火じゃよ

これも下巻第15話で説明するかのう

症状	口腔内が白い膜に覆われる がこうそう 鵝口瘡 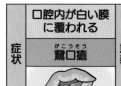	意義 小児にみられ心脾の経脈上に滞留した熱や胎熱が上攻したもの

症状	紅く腫れ破けると焼けるように痛い しんふう 唇風 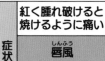	意義 足陽明胃経の風火が凝結したもの 下唇に好発する

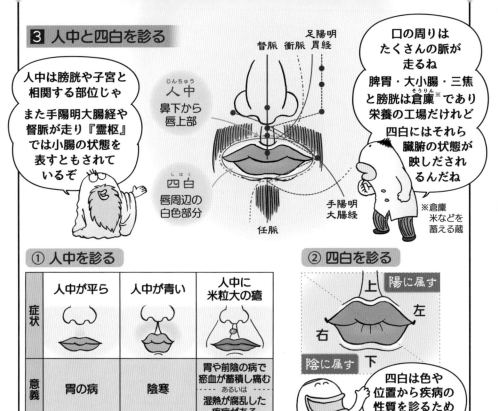

❸ 人中と四白を診る

人中は膀胱や子宮と相関する部位じゃ

また手陽明大腸経や督脈が走り『霊枢』では小腸の状態を表すともされているぞ

足陽明胃経

督脈 衝脈

人中
鼻下から
唇上部

四白
唇周辺の
白色部分

手陽明
大腸経

任脈

口の周りはたくさんの脈が走るね

脾胃・大小腸・三焦と膀胱は倉廩※であり栄養の工場だけれど四白にはそれら臓腑の状態が映しだされるんだね

※倉廩
米などを
蓄える蔵

① 人中を診る

	人中が平ら	人中が青い	人中に米粒大の瘡
症状			
意義	胃の病	陰寒	胃や前陰の病で瘀血が蓄積し痛む あるいは 湿熱が腐乱した疾病がある

② 四白を診る

上　　　陽に属す
　　　　　　左
右
陰に属す　下

四白は色や位置から疾病の性質を診るためのツールだね

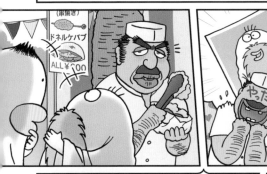

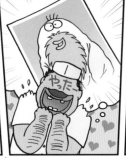

コンニ〜チハ〜♡

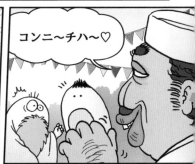

うわぁ！！

黄色い歯垢がベッタリ！しかも歯茎にできもの！

それがなにか

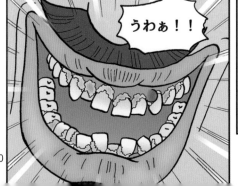

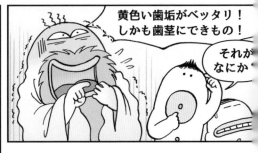

90

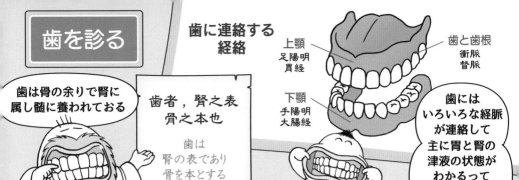

歯を診る

歯に連絡する経絡

歯は骨の余りで腎に属し髄に養われておる

歯者，腎之表
骨之本也

歯は
腎の表であり
骨を本とする

上顎
足陽明
胃経

下顎
手陽明
大腸経

歯と歯根
衝脈
督脈

歯にはいろいろな経脈が連絡して主に胃と腎の津液の状態がわかるってことか～！

---

1 歯の色と枯潤を診る

一般的に幼児や小食のものは白くて

壮年者や多食のものは黄ばむといわれておる

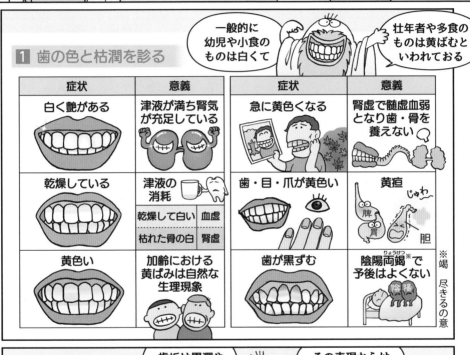

症状	意義	症状	意義
白く艶がある	津液が満ち腎気が充足している	急に黄色くなる	腎虚で髄虚血弱となり歯・骨を養えない
乾燥している	津液の消耗　乾燥して白い＝血虚　枯れた骨の白＝腎虚	歯・目・爪が黄色い	黄疸　脾胃　胆
黄色い	加齢における黄ばみは自然な生理現象	歯が黒ずむ	陰陽両竭※で予後はよくない

※竭 尽きるの意

---

2 歯垢を診る

歯垢は胃濁や出血が凝結したものじゃ

その表現からは虚実が読めるぞ

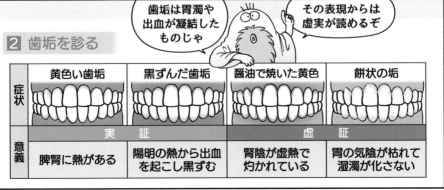

	黄色い歯垢	黒ずんだ歯垢	醤油で焼いた黄色	餅状の垢
症状				
	実　証		虚　証	
意義	脾腎に熱がある	陽明の熱から出血を起こし黒ずむ	腎陰が虚熱で灼かれている	胃の気陰が枯れて湿濁が化さない

3 隙歯・抜け歯を診る

	小児の歯が傾いて生える	乳歯が抜けた後に永久歯が生えない	歯が揺れて歯根が露呈	齲歯
症状	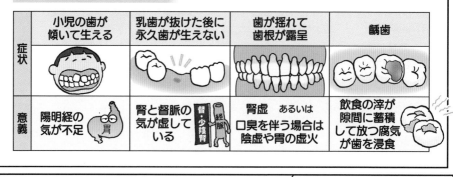			
意義	陽明経の気が不足	腎と督脈の気が虚している	腎虚 あるいは 口臭を伴う場合は陰虚や胃の虚火	飲食の滓が隙間に蓄積して放つ腐気が歯を浸食

4 歯茎を診る

① 状態を診る

『望診遵経』では歯茎について
腫れは実，陥は虚，
深紅は過度，淡紅は不足
と概括されておるよ

紅く腫れている	歯茎が萎縮して歯根が露出	歯茎のできもの		
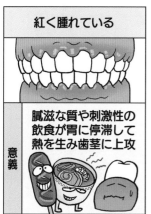	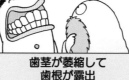	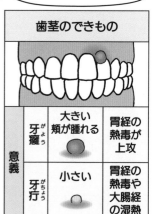		
意義				
膩滋な質や刺激性の飲食が胃に停滞して熱を生み歯茎に上攻	胃火が歯根を灼き栄養が失われ萎縮 あるいは 腎陰虚の虚火で灼かれ歯茎が萎縮 あるいは 気血両虚の栄養不足で歯茎が萎縮	牙癰（がよう）	大きい 頬が腫れる	胃経の熱毒が上攻
		牙疔（がちょう）	小さい	胃経の熱毒や大腸経の湿熱

② 出血を診る

出血は熱・脾・統血失調などが主な原因だよ

	紅く腫れて痛み鮮紅色の血が湧くようにでる	炎症部から出血して無痛	淡紅色の歯茎から淡色の出血	幼児の歯茎に出血と口臭があり足が冷える
症状	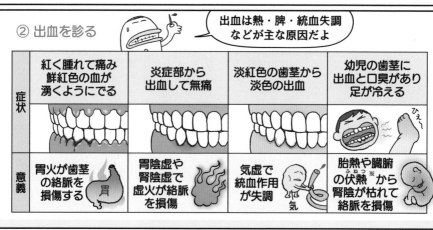			
意義	胃火が歯茎の絡脈を損傷する	胃陰虚や腎陰虚で虚火が絡脈を損傷	気虚で統血作用が失調	胎熱や臓腑の伏熱※から腎陰が枯れて絡脈を損傷

※伏熱　体内に潜む熱邪で煩熱・咽乾・口渇などの内熱症状を引き起こす

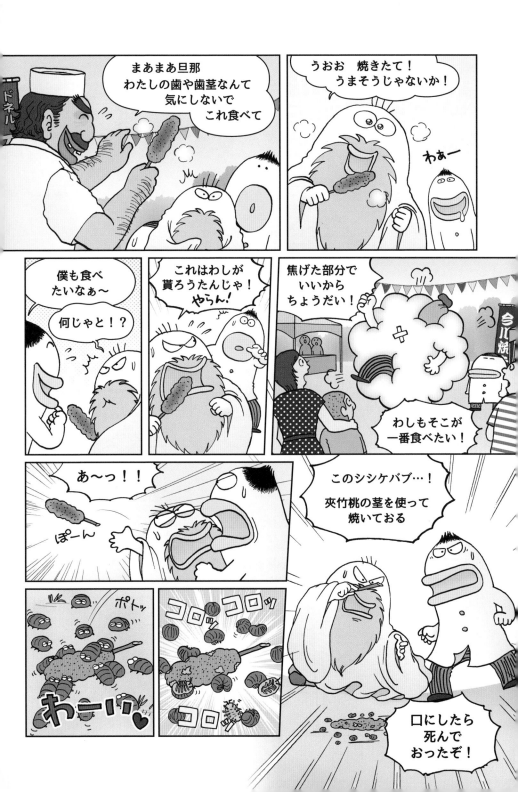

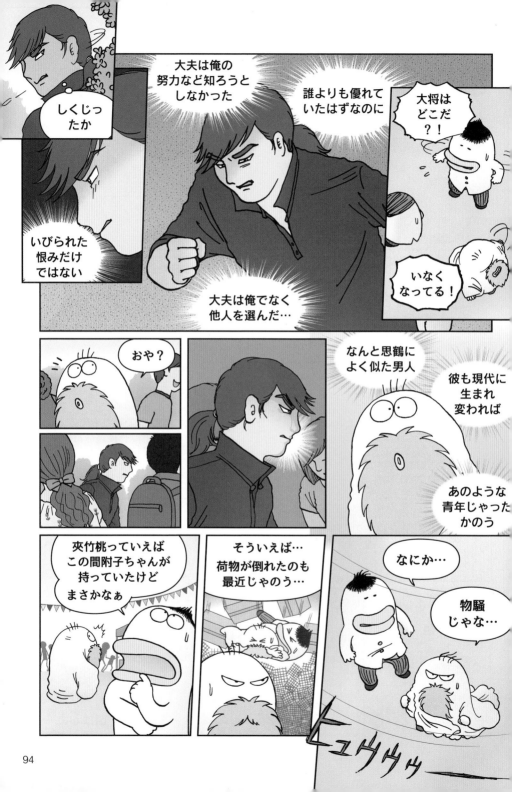

しくじったか

大夫は俺の
努力など知ろうと
しなかった

誰よりも優れて
いたはずなのに

大将は
どこだ
？！

いびられた
恨みだけ
ではない

大夫は俺でなく
他人を選んだ…

いなく
なってる！

おや？

なんと思鶴に
よく似た男人

彼も現代に
生まれ
変われば

あのような
青年じゃった
かのう

夾竹桃っていえば
この間附子ちゃんが
持っていたけど
まさかなぁ

そういえば…
荷物が倒れたのも
最近じゃのう…

なにか…

物騒
じゃな…

キュウゥゥ

第7話
中医学スゴイ～デス

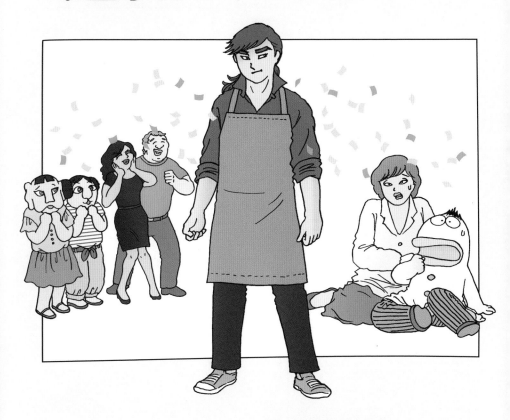

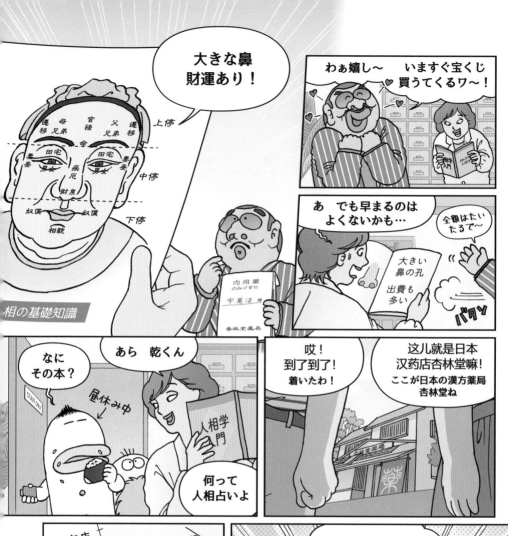

大きな鼻 財運あり！

わぁ嬉し〜 いますぐ宝くじ 買うてくるワ〜！

相の基礎知識

あ でも早まるのは よくないかも…

全額はいたるで〜

大きい鼻の孔 出費も多い

バタッ

なに その本？

あら 乾くん

人相学門

昼休み中

STAFF ONLY

何って 人相占いよ

哎！ 到了到了！ 着いたわ！

这儿就是日本汉药店杏林堂嘛！ ここが日本の漢方薬局 杏林堂ね

薬

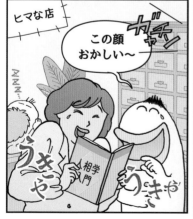

ヒマな店

この顔 おかしい〜

ガチャン

ZZZ...

うきゃ

人相学門

うきゃ

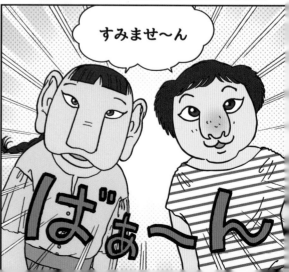

すみませ〜ん

ばぁ〜ん

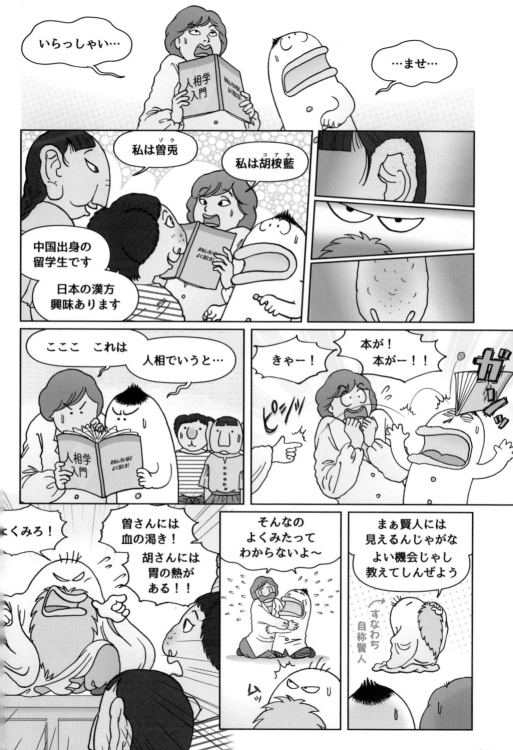

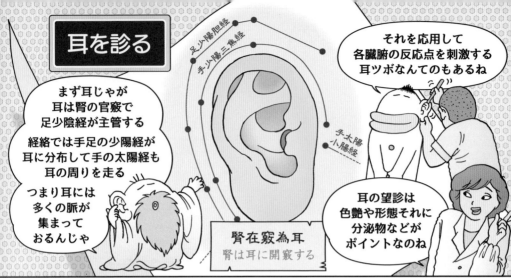

耳を診る

天少陽胆経
手少陽三焦経
手太陽小腸経

まず耳じゃが耳は腎の官竅で足少陰経が主管する

経絡では手足の少陽経が耳に分布して手の太陽経も耳の周りを走る

つまり耳には多くの脈が集まっておるんじゃ

それを応用して各臓腑の反応点を刺激する耳ツボなんてのもあるね

耳の望診は色艶や形態それに分泌物などがポイントなのね

腎在竅為耳
腎は耳に開竅する

1 色艶を診る

先ず色艶から腎の精気の状態を診てみよう

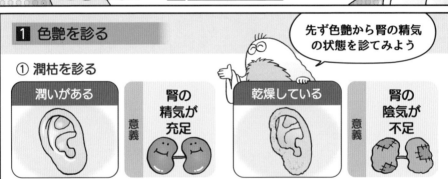

① 潤枯を診る

| 潤いがある | 意義 | 腎の精気が充足 | 乾燥している | 意義 | 腎の陰気が不足 |

② 色を診る

色は基本的に五色主病に沿って診るんだね

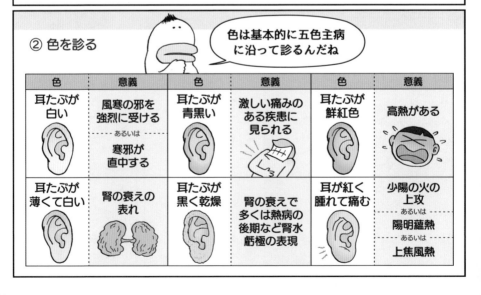

色	意義	色	意義	色	意義
耳たぶが白い	風寒の邪を強烈に受ける あるいは 寒邪が直中する	耳たぶが青黒い	激しい痛みのある疾患に見られる	耳たぶが鮮紅色	高熱がある
耳たぶが薄くて白い	腎の衰えの表れ	耳たぶが黒く乾燥	腎の衰えで多くは熱病の後期など腎水虧極の表現	耳が紅く腫れて痛む	少陽の火の上攻 あるいは 陽明蘊熱 あるいは 上焦風熱

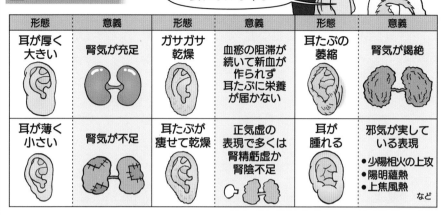

2 形態を診る

形には腎気の盛衰が表れるんじゃよ

形態	意義	形態	意義	形態	意義
耳が厚く大きい	腎気が充足	ガサガサ乾燥	血瘀の阻滞が続いて新血が作られず耳たぶに栄養が届かない	耳たぶの萎縮	腎気が竭絶
耳が薄く小さい	腎気が不足	耳たぶが痩せて乾燥	正気虚の表現で多くは腎精虧虚か腎陰不足	耳が腫れる	邪気が実している表現 ●少陽相火の上攻 ●陽明蘊熱 ●上焦風熱 など

3 外耳道のできものを診る

外耳道のできものは火熱や血瘀が関係しているんだね

形態	中医名称
さくらんぼ状	耳痔（じじ）
ふくろ茸状	耳蕈（じしん）
棗の種状	耳挺（じてい）

意義

すべて肝経や腎経や胃経の火が凝結してできたもの

鮮紅色	肝胆蘊熱で熱毒が耳を襲う 熱毒
淡紅色	脾腎両虚で陰火が耳に停滞
暗紅色	邪毒が長期に及び気滞血瘀

4 分泌物を診る

① 耵聹（ていねい）を診る

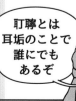

耵聹とは耳垢のことで誰にでもあるぞ

正常な耵聹

外耳道内の津液が結集したもの薄黄色で屑状

正常ならば疾患に至らないけど

風熱の邪が乗じると丸核を形成して耳孔を塞ぎ突然耳が聞こえなくなる耵耳※を患うね

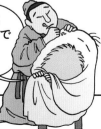

※耵耳　耳垢栓塞により難聴をきたす疾病

② 聤耳（ていじ）を診る

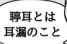
聤耳とは
耳漏のこと

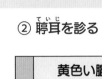

膿の状態からは
虚実がわかるぞ

色	黄色い膿	紅い膿	白い膿	黒く臭い膿
	実　証		虚　証	
	肝胆湿熱	風熱上攻	脾虚湿困	腎元虧損
意義	肝胆の火熱が鼓膜を蒸し焼き血肉が腐って膿がでる	風熱の邪が経絡をつたい鼓膜を蒸し血肉が腐り膿がでる	脾の運化減退で生じた湿濁が耳竅を塞ぎ膿汁となってでる	久しい腎虚で耳が養われず祛邪も不能で邪毒が停留して膿に悪臭が混じる

肝胆の火　　　　　　　　　　　　　　　　湿濁

5 耳衄を診る

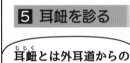

耳衄（じじく）とは外耳道からの出血のことじゃ

直接的な病機は
上焦の血熱じゃが

その原因には
腎陰虚による虚火や
肝気上逆などがあり

いずれもその結果
火熱により迫血
妄行しておこる

この意味
わかんない

でたらめに
動き回ること
じゃよ

熱によって血流が
切迫して暴走する

そして出血を
招くんじゃ

迫血
妄行

顔の望診や舌診　脈診と合わせてみると
曽さんの耳の乾燥は血燥
と血瘀によるものじゃろ

鼻を診る

鼻は肺の竅

しかし外形は
脾が主管して
鼻尖は脾に
鼻翼は胃に属す

つまり望鼻からは主に
肺と脾胃の病変を知る
ことができるのじゃ

じゃあ胡さんの
胃の熱は！？

ホイホイ
いま説明するから
待っておれ

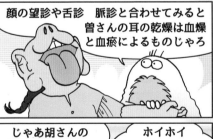

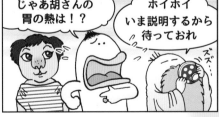

山根
（目と目の間）

明堂（鼻）

方上
（鼻翼）

面王
（鼻尖）

方上
（鼻翼）

観察ポイントは
色艶や形態　それ（に）
鼻腔内の異常だね

気をつけて観察すると鼻にもいろんな色が見え隠れしてるね

1 五色から鼻を診る

青 腹部の痛みの表現

	鼻尖が青		腹中に急性の疼痛
色		意義	厥陰肝木の青と腎水の寒とが結合して鼻に表れる

赤 脾肺の熱の表現

	鼻尖が微赤		血熱入肺
色		意義	平素から風熱がある肺に血熱が入る

赤のつづき

	鼻頭が赤 あるいは 紫赤		酒齇鼻（しゅさび）
色		意義	飲酒過度で胃火が肺を蒸し鼻が紅く腫れる → 風寒邪が取り囲み血が瘀滞する

	鼻尖に広範囲の赤味		閉経
色		意義	女性の鼻尖は膀胱・子宮を表し閉経期による変化が鼻尖に現れる

黄 湿熱，寒飲，便秘の表現

	鼻頭が黄		湿熱 あるいは 寒飲
色		意義	脾の運化失調 — 鬱滞して化熱 → 湿熱 ／ 脾陽虚で寒が優勢 → 寒飲

	黄黒で乾燥		脾火津涸
色		意義	脾に火があり津液を損傷する 脾 津液

白 亡血の表現

	鼻尖が白		気虚血虧
色		意義	気血が少なく頭面部に栄養を届けられない

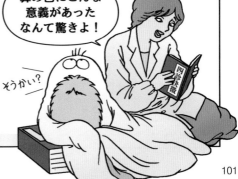
鼻の色にこんな意義があったなんて驚きよ！

そうかい？

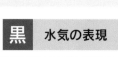

黒　水気の表現

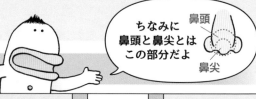

ちなみに
鼻頭と鼻尖とは
この部分だよ

鼻頭
鼻尖

	色		意義
鼻尖が微黒	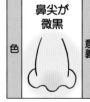	水気の表れ	脾の運化失調から水湿が溜まり水を主とする腎の色が現れる 土不制水
男性の鼻尖が人中まで黒い		陰核や睾丸の痛み	寒邪が肝腎を傷つけて陰茎や睾丸が痛む 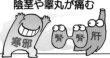

	色		意義		
女性の鼻尖が黒い		膀胱や子宮の疾病	色が散開 痛み	色が集結 積聚	人中に達する 崩漏
鼻尖が黒く脂っぽい		飲食の不摂生	暴飲暴食によって体内に汚濁が溜まっている 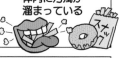		

	色		意義
鼻尖が黒く乾燥	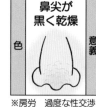	房労※	過度な性交渉により腎精を傷つけ腎陰腎陽が枯渇する
鼻孔が冷たく湿り鼻頭が黒い		陰毒冷極	陰寒が極限に強まった状態で真正な寒水の色が現れる 陰寒極盛 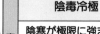

※房労　過度な性交渉

---

2 潤枯を診る

潤枯		意義
艶があり色が明るい		無病 あるいは 快復に向かう兆候
鼻腔が乾燥		高熱による津液の損傷 あるいは 陰虚肺燥による鼻絡の乾燥
血色悪く鼻腔が極度に乾燥		肺絶の表現

---

3 形態を診る

① 稟賦を診る

稟賦とは先天的に授かった体質要素ね

全体の大きさ	鼻骨の高さ	意義
高くまるく幅も広い	盛り上がっている	肺気が盛ん
低く幅も狭い	凹んでいる	肺気が虚弱

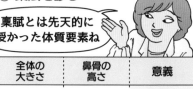

② 腫れものを診る

症状	意義		
粟粒様の できもの	外感風熱		
全身症状※あり	鼻をいじること で風熱の邪が 侵入し肺に 鬱熱が生じる	飲食の不摂生 から脾胃に 熱が滞積	
鼻疔（びちょう）	↓ 火毒が鼻を燻蒸	あるいは 風熱邪が脾胃 の熱と結びつく ↓ 熱毒が経絡を 循行して鼻に到達	

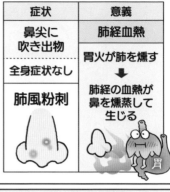

症状	意義
鼻尖に 吹き出物	肺経血熱
全身症状なし	胃火が肺を燻す ↓
肺風粉刺	肺経の血熱が 鼻を燻蒸して 生じる

③ 鼻息肉（びそくにく）を診る

鼻息肉は鼻茸とも呼ばれ竅通が不利になるのが共通の病機だね

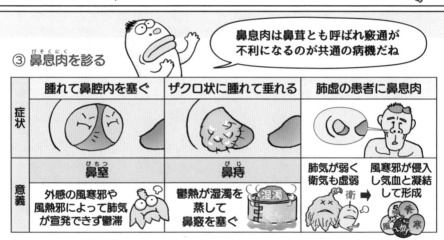

	腫れて鼻腔内を塞ぐ	ザクロ状に腫れて垂れる	肺虚の患者に鼻息肉
症状			
意義	鼻窒（びちつ） 外感の風寒邪や 風熱邪によって肺気 が宣発できず鬱滞	鼻痔（びじ） 鬱熱が湿濁を 蒸して 鼻竅を塞ぐ 湿濁	肺気が弱く 衛気も虚弱 → 風寒邪が侵入 し気血と凝結 して形成

④ 炎症を診る

現代医学でいうところの鼻前庭炎じゃのう

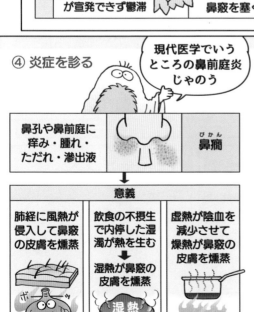

鼻孔や鼻前庭に 痒み・腫れ・ ただれ・滲出液	鼻疳（びかん）

意義		
肺経に風熱が 侵入して鼻竅 の皮膚を燻蒸	飲食の不摂生 で内停した湿 濁が熱を生む ↓ 湿熱が鼻竅の 皮膚を燻蒸 湿熱	虚熱が陰血を 減少させて 燥熱が鼻竅の 皮膚を燻蒸

⑤ 動きを診る

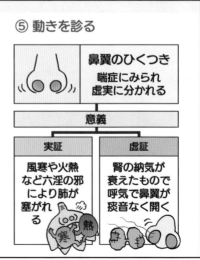

鼻翼のひくつき 喘症にみられ 虚実に分かれる	

意義	
実証	虚証
風寒や火熱 など六淫の邪 により肺が 塞がれる	腎の納気が 衰えたもので 呼気で鼻翼が 痰音なく開く

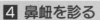
④ 鼻衄を診る

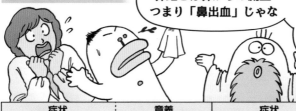

鼻衄とは鼻からの流血つまり「鼻出血」じゃな

鼻衄は陽絡が傷つき血が脈外に溢れたものじゃがその主な理由は血熱妄行や蔵血・統血・固摂作用の失調じゃ

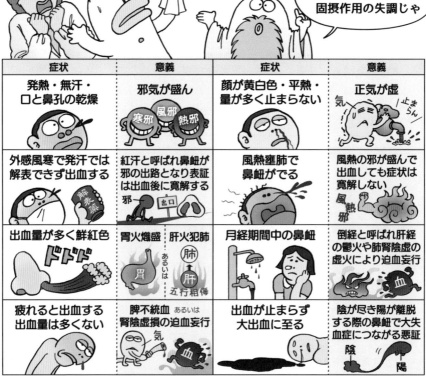

症状	意義	症状	意義
発熱・無汗・口と鼻孔の乾燥	邪気が盛ん 寒邪 風邪 熱邪	顔が黄白色・平熱・量が多く止まらない	正気が虚
外感風寒で発汗では解表できず出血する	紅汗と呼ばれ鼻衄が邪の出路となり表証は出血後に寛解する	風熱壅肺で鼻衄がでる	風熱の邪が盛んで出血しても症状は寛解しない
出血量が多く鮮紅色	胃火熾盛 肝火犯肺 あるいは 五行相侮	月経期間中の鼻衄	倒経と呼ばれ肝経の鬱火や肺腎陰虚の虚火により迫血妄行
疲れると出血する出血量は多くない	脾不統血 あるいは 腎陰虚損の迫血妄行	出血が止まらず大出血に至る	陰が尽き陽が離脱する際の鼻衄で大失血症につながる悪証

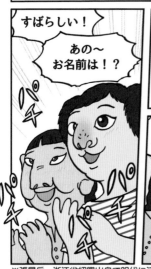

すばらしい！

あの〜お名前は！？

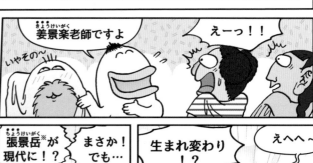

姜景楽老師ですよ

いやその〜

えーっ！！

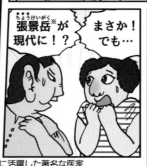

張景岳※が現代に！？

まさか！でも…

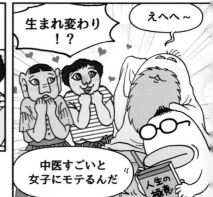

生まれ変わり！？

えへへ〜

中医すごいと女子にモテるんだ

人生の極意ノート

※張景岳　浙江省紹興出身で明代に活躍した著名な医家

104

その頃
思鶴の働く鴛瓜堂では—

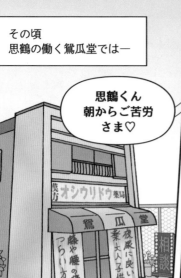

思鶴くん
朝からご苦労
さま♡

君が来てから
セコい手使わなくても
儲かってね　ヒッヒ

助かるよ♡

蛇舌店長！

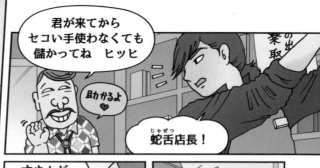

すまんが
出掛けるので
店を頼む

ハイ！

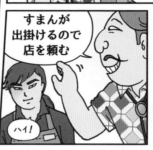

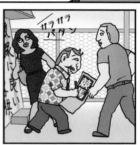

WAS IT HIM?
彼だったかな？

PROBABLY NOT.
I HEARD HE
MEANT TO BE A
LOT YOUNGER...
いや　もっと
若いはずよ

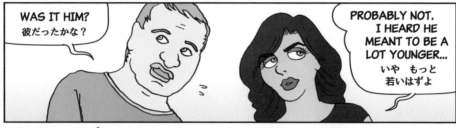

ガラガラ

HI...
こんにちは

YOU MUST BE MR. SI HE,
A VERY TALENTED TCM
PRACTITIONER!
有能な中医師の思鶴さんね

WE CAME ALL THE WAY
FROM AMERICA JUST TO
SEE YOU! キミに会いに米国
から来ま
した！

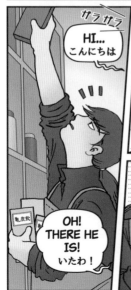

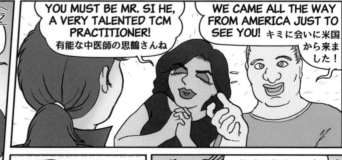

......

OH!
THERE HE
IS!
いたわ！

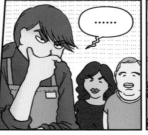

効くか知らぬが
試してみよう

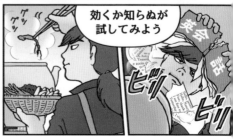

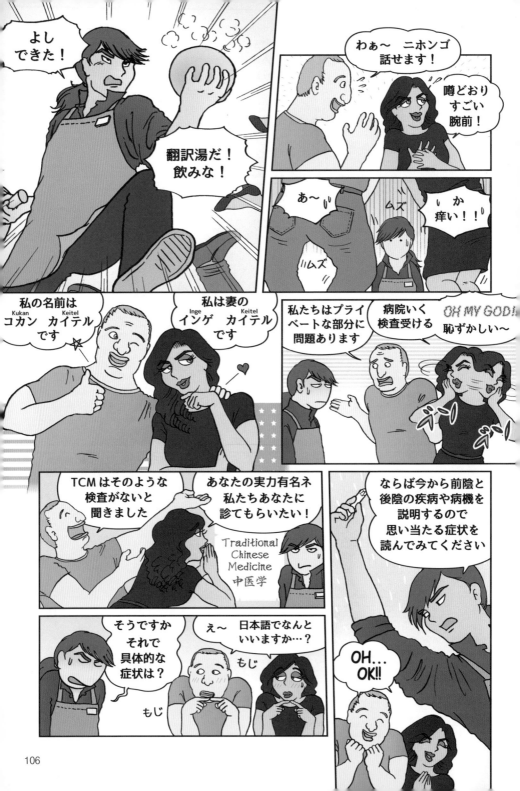

下竅を診る

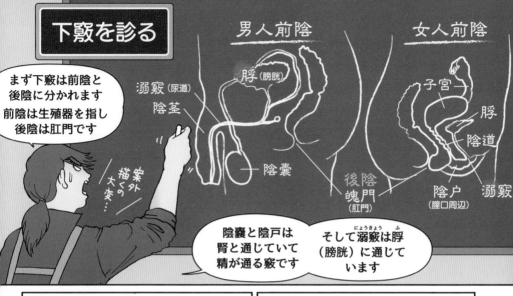

まず下竅は前陰と
後陰に分かれます
前陰は生殖器を指し
後陰は肛門です

案外描くの大変…

男人前陰
- 胕（膀胱）
- 溺竅（尿道）
- 陰茎
- 陰嚢

女人前陰
- 子宮
- 胕
- 陰道
- 陰戸（膣口周辺）
- 溺竅

後陰魄門（肛門）

陰嚢と陰戸は
腎と通じていて
精が通る竅です

そして溺竅は胕
（膀胱）に通じて
います

前陰は肝経に
属し督脈が
通っています

諸処の筋が集う場所で
帯脈によって束ねられて
いて宗筋とも呼ばれます

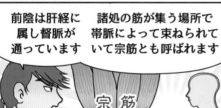

宗筋
帯脈
前陰
肝
督脈走行圖

後陰は大腸や肺のみならず脾胃や
その他の臓腑とも関係を持ちます

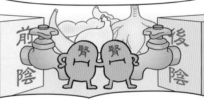

前陰　腎　腎　後陰

経絡では足太陽
膀胱経の分枝が
肛門に連絡します

膀胱は腎と表裏関係
にあることから
前後双方の竅は腎と
相関しているのです

---

1 前陰を診る

Oh！　まずは男女の
前陰から説明ですネ！

症状	陰嚢が腫れて痛みや痒みがない	陰嚢が腫れて痛む	大きく不透明に腫れて硬くない	陰戸の腫れ	
			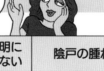陰嚢		
意義	陰腫	㿗病※	陰狐疝気※	有痛	無痛
	風湿の邪にあたるあるいは重症の水腫	気・血・筋・寒・水・狐※などが原因	小腸が下垂して陰嚢に入り込む	胞宮絡脈で風・血・気が乱闘	水腫

※㿗病　下腹部の筋肉が引きつり痛む病の総称
※狐　※陰狐疝気　どちらも現代の鼠経ヘルニアに相当

1 前陰を診る　つづき

こんな症状もありますね

症状	意義	症状	意義
陰戸中に梨様の突起物	陰挺（陰茄）いんてい　いんか	前陰のできもの	疳瘡かんそう
	多くは中気不足から脾虚下陥に至る あるいは 産後における前陰への力の掛け過ぎ	破れてただれ血の混じった膿が流出	硬性下疳に相当 梅毒・陰陥火燥 肝経湿熱 脾胃積熱 性交渉の不潔　など

症状	意義	症状	意義	症状	意義
陰茎や陰嚢陰戸の収縮	陰縮いんしゅく	陰茎不起不堅	陽萎（陰萎）ようい	陰挙不衰	陽強いんごう
	寒が原因で凝縮 あるいは 肝経の熱で宗筋が営養されない	だら〜ん	腎陽虚や精気虚寒 思慮・抑鬱・恐怖から肝腎を損じ宗筋が弛緩する	ピーン	肝腎陰虚や肝経湿熱下注などで肝腎の火が妄動※する

※妄動　でたらめに動くこと

---

2 後陰を診る

痔は主に熱の問題が関係していますネ！

① 痔瘡を診る

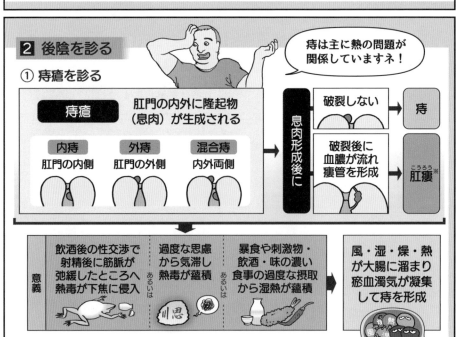

痔瘡	肛門の内外に隆起物（息肉）が生成される

内痔	外痔	混合痔
肛門の内側	肛門の外側	内外両側

息肉形成後に

破裂しない → 痔

破裂後に血膿が流れ瘻管を形成 → 肛瘻※こうろう

意義	飲酒後の性交渉で射精後に筋脈が弛緩したところへ熱毒が下焦に侵入 あるいは	過度な思慮から気滞し熱毒が蘊積 あるいは	暴食や刺激物・飲酒・味の濃い食事の過度な摂取から湿熱が蘊積	風・湿・燥・熱が大腸に溜まり瘀血濁気が凝集して痔を形成

※肛瘻　肛門管内の小さな穴などから細菌が入って肛門・直腸周囲が化膿するもの。あな痔。

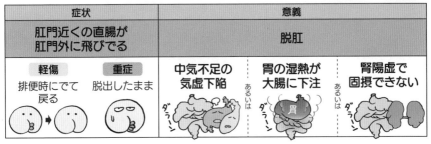

② 肛門周りの異常を診る

症状	意義		
肛門が裂けて痛む 排便時に出血	肛裂		
出血は鮮紅色	大腸が乾燥して 大便により 肛門が裂ける カチーカチ	あるいは	痔を併発

症状	意義		
肛門近くの直腸が 肛門外に飛びでる	脱肛		
軽傷 排便時にでて 戻る　重症 脱出したまま	中気不足の 気虚下陥 ダラーン	胃の湿熱が 大腸に下注 あるいは ダラーン	腎陽虚で 固摂できない あるいは ダラーン

症状		発生部位別にみる意義	肛門の外側	肛門の内側	尾骨	会陰穴
症状	肛門付近に 潰瘍・癰腫 などの疾患		肛門近くに 杏様の腫れ	腫れて 肛門を塞ぐ	鶴口疽 (かんこうそ)	懸癰 (けんよう) 会陰穴
意義	肛周瘡毒		陽に属し 予後がよい (臓腑熱毒湿注)	陰に属し 予後が悪い (陰虚湿熱下注)	三陰脈の衰弱 で督脈に濁気 湿痰が流注	三陰の虧虚と 気鬱が結びつ き湿熱が滞留

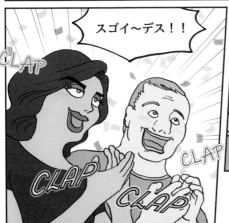

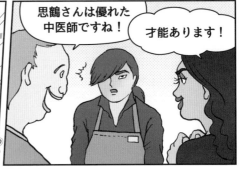

109

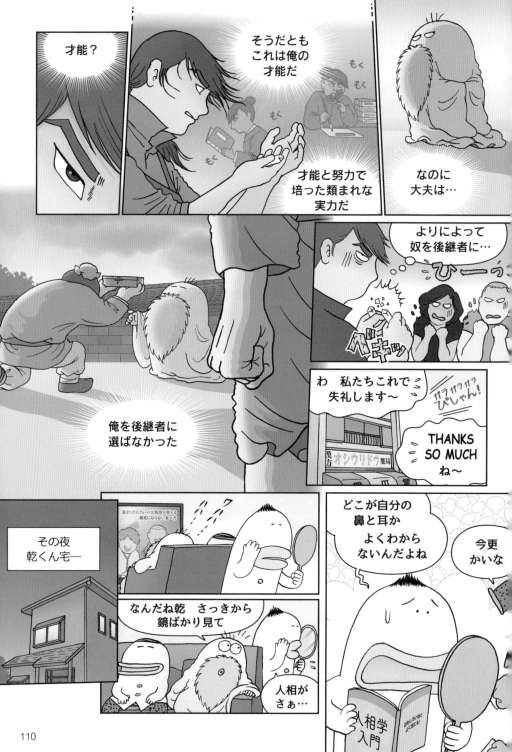

第8話
姜黄くんがやって来た

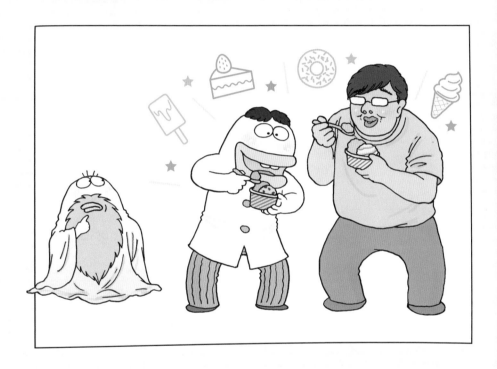

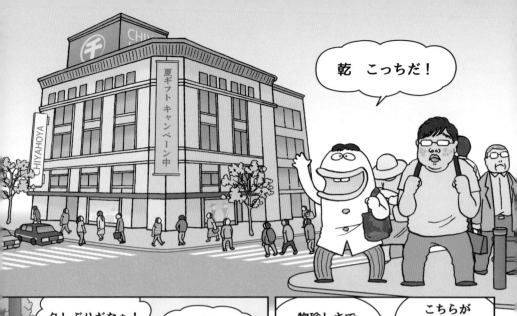

乾　こっちだ！

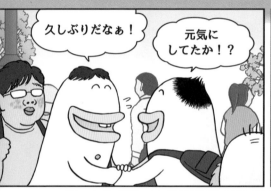

久しぶりだなぁ！

元気にしてたか！？

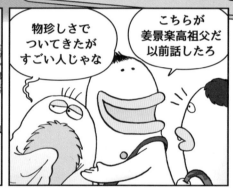

物珍しさでついてきたがすごい人じゃな

こちらが姜景楽高祖父だ以前話したろ

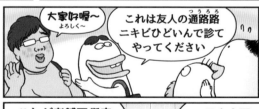

大家好喔～
よろしく～

これは友人の通路路ニキビひどいんで診てやってください

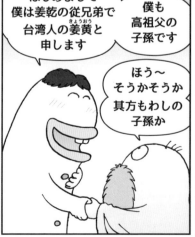

はじめまして僕は姜乾の従兄弟で台湾人の姜黄と申します

僕も高祖父の子孫です

ほう〜そうかそうか其方もわしの子孫か

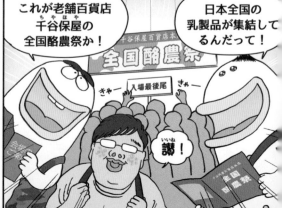

これが老舗百貨店千谷保屋の全国酪農祭か！

日本全国の乳製品が集結してるんだって！

ギャー　入場最後尾　ギュー

讃！
いいね

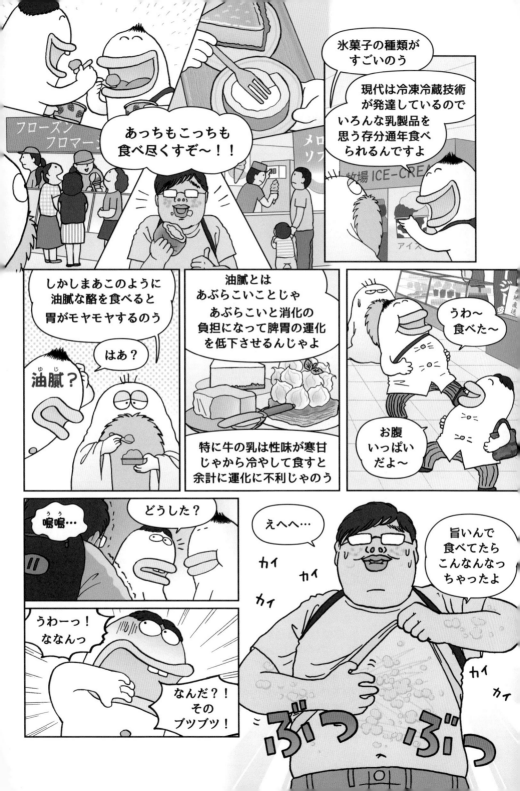

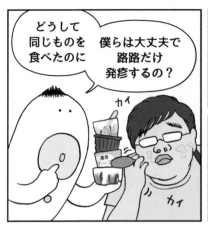

どうして同じものを食べたのに僕らは大丈夫で路路だけ発疹するの？

カイ

カイ

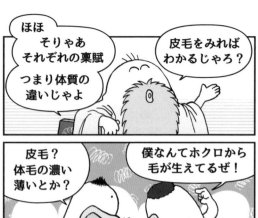

ほほ
そりゃあそれぞれの裏賦
つまり体質の違いじゃよ

皮毛をみればわかるじゃろ？

皮毛？
体毛の濃い薄いとか？

僕なんてホクロから毛が生えてるぜ！

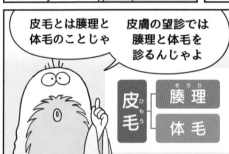

皮毛とは腠理と体毛のことじゃ

皮膚の望診では腠理と体毛を診るんじゃよ

```
皮毛 ─┬─ 腠理（そうり）
      └─ 体毛
```

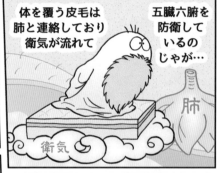

体を覆う皮毛は肺と連絡しており衛気が流れて

五臓六腑を防衛しているのじゃが…

衛気

肺

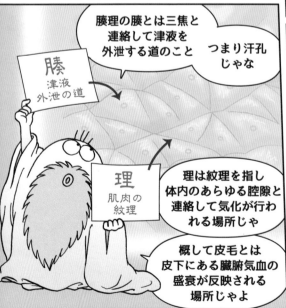

腠理の腠とは三焦と連絡して津液を外泄する道のこと

つまり汗孔じゃな

腠
津液外泄の道

理
肌肉の紋理

理は紋理を指し体内のあらゆる腔隙と連絡して気化が行われる場所じゃ

概して皮毛とは皮下にある臓腑気血の盛衰が反映される場所じゃよ

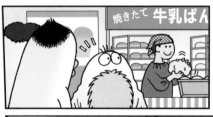

焼きたて 牛乳ぱん

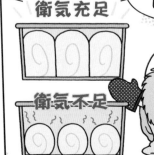

衛気が充足していれば皮はふっくらと盛り上がり腠理が引き締まる

衛気不足じゃと腠理が弛んで隙間ができてしまうんじゃ

衛気充足

衛気不足

114

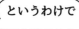

というわけで
皮毛を診ることで
五臓六腑や気血津液
の盛衰のみならず

はたまた
邪の性質などが
わかるんじゃよ

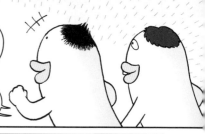

もっと
知りたいな！

皮膚の色を診る

それでは
まず色を診て
いこう

皮膚の色診は
五色主病診法と
同様じゃよ

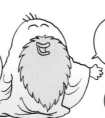

赤

突然皮膚が 朱色に染まる	新生児の体が朱色	新生児の肌が朱色で 患部が移り一定でない
丹毒	胎赤（たいせき）	赤游丹（せきゆうたん）

発症部位で異なる名称 丹毒 体幹 流火 脛踵 抱頭火丹 頭面部	発赤は不遊走性 火傷様の患部	患部の腫れ・ 痒み・全身 発熱を伴う 発赤は 遊走性
意義 血分に熱がある体に 風熱が侵入し 発生する ※下肢に発症するもの は腎火が内蘊して 湿熱が下注したもの	**意義** 多くは妊娠中に母体が 辛熱の食品を過度に 摂取するなどして 胞中に蓄積した熱毒を 胎児が受けたもの 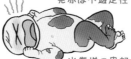	**意義** ①母体に いたときの 毒熱 ②肺脾気虚で 疏らな腠理 から風熱の 邪が侵入 いずれも 血熱に至り発症

黄

症状	意義	
	黄疸	
皮膚・目・爪甲 などが黄色くなる	陽黄	陰黄
	みかん色の 明るい黄色 汗や尿が 黄色 舌苔は 黄膩	燻したような 暗い黄色 畏寒 舌苔は 白膩

黄疸病は陰証と
陽証に区別されて
陽証は脾胃湿熱が，
陰証は脾胃寒湿が
原因だったよね※

※本書 P44　第3話　5色主病の黄・黄疸を参照

白

症状	意義		
皮膚が斑状に白や赤へ変色	風湿の邪が毛孔から侵入し気血を凝滞させたもの		
	白く変色	白癜風 (はくでんぷう)	気滞が原因
	赤く変色	紫癜風 (しでんぷう)	血滞が原因

症状	意義
四肢の末端が白い	血虚,大失血,あるいは脾腎陽虚で温煦作用が衰退

黒

症状	意義
黄味を帯びた黒い皮膚	黒疸 (こくたん)
	黄疸が変色したもので多くは飲酒後の不摂生(性交渉など)が原因で酒毒と湿邪が髄や臓に入り形成する「土敗水崩」の兆候

症状	意義
点状・網状・地図様の扁平な黒い斑	黧黒斑 (れいこくはん)
	肝鬱気滞,瘀血内停,湿熱内蘊,陰虚火旺,脾虚湿蘊などさまざまな理由から気血の営養が腠理にいきわたらない

形態を診る

これらが診る要点ね

緩・急 　（緩み・緊張）
滑・渋 　（潤滑・粗雑）
噴起・減少 　（隆起・抉れ（えぐれ））

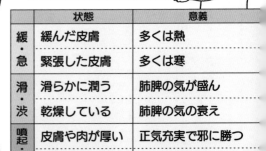

1 尺膚を診る

つぎに形態を診ていくがまず尺膚をみよう
ここは脈診同様に全身の臓腑気血の盛衰が表れる場所じゃ
よって皮膚の状態も診断のヒントになるんじゃよ

橈骨突起

尺膚
(しゃくふ)

尺澤穴

	状態	意義
緩・急	緩んだ皮膚	多くは熱
	緊張した皮膚	多くは寒
滑・渋	滑らかに潤う	肺脾の気が盛ん
	乾燥している	肺脾の気の衰え
噴起・減少	皮膚や肉が厚い	正気充実で邪に勝つ
	皮膚や肉が薄い	正気虚で罹患しやすい

2 腠理と体毛を診る

① 腠理を診る

腠理では三焦の気や津液が通い皮膚を潤して内外の気が絶えず交流している

腠理は津液を滲泄する場所でもあるが衛気が集まり外邪から体を防衛する場所でもある

総じて稟賦の強弱がわかる場所じゃよ

		理が粗い	理が細かい
理の粗細を診る	表現		
	意義	体が寒い	体が温かい

		理が粗く肌肉が軟弱	腠も理も疎らで肌肉が軟弱
腠理と肌を診る	表現		
	意義	痹病を患いやすい	風病を患いやすい

② 体毛を診る

体の各部位には経絡が通っているけれど
その中を流れる気血の清濁や多少, 盛衰がわかるのか

頭髪や髭や眉と同じだ

		体毛が太く長い	体毛が細く短い
	表現		
	意義	血が多い	血が少ない

3 疾患の形態を診る

ここからは皮膚疾患のかたちやありさまから何が読み取れるかを学んでいくよ

❶ 斑を診る

斑とは
- 点状・片状・網状
- 正常な皮膚と皮疹との境が明瞭
- 隆起せず平坦

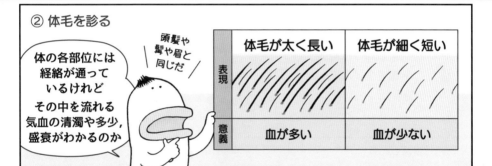

	紅斑で押すと色が消える	紅斑で押しても色が消えない	暗紫色の斑	白斑
症状				
意義	気分に熱がある	血分に熱がある	血瘀	気滞や気血不和※

※気血不和　気血の代謝・流れ・効能や相互関係に失調を来すこと

❷ 丘疹を診る

丘疹とは
- 皮膚より隆起した粟や豆様のかたち
- 散在あるいは連なり発生

丘疹の多くは風熱・湿熱・痰熱・熱毒・血熱・胃熱

そして肺熱・心火などの熱証が原因じゃがその他の要因もあるぞ

	白色	暗紅 あるいは 紫暗	慢性の苔癬
症状	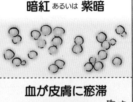		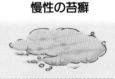
意義	風寒あるいは風湿が腠理を鬱閉し体外へ到達できず発疹	血が皮膚に瘀滞 皮膚	脾虚湿盛 水湿　脾

(意義欄図)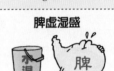

❸ 水疱を診る

水疱とは
- 皮膚表面が半月形に隆起
- 澄んだ，または濁った液体の内容物を含む

	紅く小さい水疱	小さく周囲が紅紫	大きい水疱	粟様の小さい水疱
症状			疱液が透明→血色に変化	痒い 発汗部位に好発
意義	多くは湿熱	寒湿が皮膚に凝滞 皮膚　寒湿	湿毒や熱毒 湿毒　熱毒	風湿が皮膚に鬱滞 湿

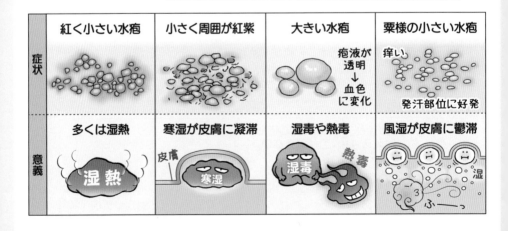

❹ 膿疱を診る

膿疱とは
- 皮膚表面が隆起し水胞内に膿液を含む
- 膿は黄色や乳白色

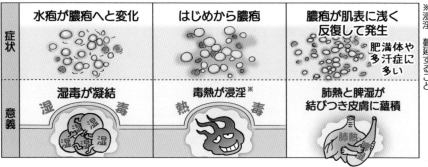

症状	水疱が膿疱へと変化	はじめから膿疱	膿疱が肌表に浅く反復して発生　肥満体や多汗症に多い	※浸淫　蔓延すること
意義	湿毒が凝結　湿毒	毒熱が浸淫※　熱毒	肺熱と脾湿が結びつき皮膚に蘊積　肺熱	

❺ 風団疹を診る

風団疹とは
- 皮膚表面が平坦に膨張
- 突然に発生し迅速に消退して痕が残らない

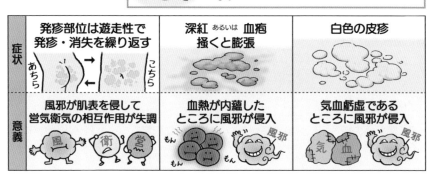

症状	発疹部位は遊走性で発疹・消失を繰り返す　あちら　こちら	深紅 あるいは 血疱　掻くと膨張	白色の皮疹
意義	風邪が肌表を侵して営気衛気の相互作用が失調　風　衛　営	血熱が内蘊したところに風邪が侵入　風邪	気血虧虚であるところに風邪が侵入　気　血　風邪

❻ 結節を診る

結節とは
- 皮膚より高く隆起，あるいは皮膚の中に陥没して皮が硬化した腫塊

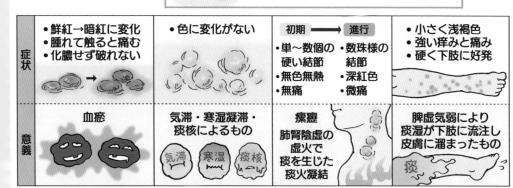

症状	・鮮紅→暗紅に変化 ・腫れて触ると痛む ・化膿せず破れない	・色に変化がない	初期 ⟶ 進行 ・単〜数個の硬い結節／数珠様の結節 ・無色無熱／深紅色 ・無痛／微痛	・小さく浅褐色 ・強い痒みと痛み ・硬く下肢に好発
意義	血瘀	気滞・寒湿凝滞・痰核によるもの　気滞　寒湿　痰核	瘰癧　肺腎陰虚の虚火で痰を生じた痰火凝結	脾虚気弱により痰湿が下肢に流注し皮膚に溜まったもの　痰

多くは血虚や血燥で皮膚への営養が不十分なのが原因じゃよ

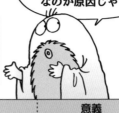

鱗屑とは	• 局部あるいは広範囲に渡って皮膚が乾燥し肥厚して鱗状に剥離する

症状	意義	症状	意義
• 脂性の鱗屑 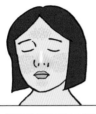	多くは湿熱に属し湿熱が皮膚に内蘊して阻滞する 	• 灰色の肌 • 蛇鱗様に捲れる • 夏は寛解 冬に増悪 	稟賦不足から脾気が失養して皮膚に営養が行き届かない
• 鱗屑部は深紅の斑 • 表面は脂性か瘡蓋 • 軽度の滲出液 • 夏に増悪 冬に寛解 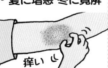	脂質・甘味の過食から湿熱が内蘊して経絡を阻滞 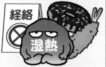	• 粟粒大の丘疹 あるいは 点状の紅斑 • 鱗屑の表面は多層性 • 掻くと剥がれる 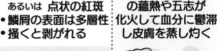	血熱風燥で心肝経の蘊熱や五志が化火して血分に鬱滞し皮膚を蒸し灼く 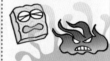
• 厚く暗紅色の斑 • 大きい鱗屑 • 罹患期間が長い 	気血虚弱から気血の流れが滞り凝結して皮膚に営養が届かない 	• 広範囲に乾燥 • 多くは毛嚢性角化性の丘疹で進行が遅い • 夏に寛解 冬に増悪 	脾の失調から津液が輸布されない 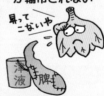
• 全身のびらん性皮疹 • 糠状脱屑 • 熱感を伴う痒み • 掻くと剥がれる 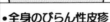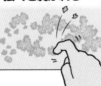	普段から湿熱が蘊積したところに熱邪を感受して毒熱が熾盛となる 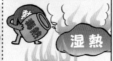	• 暗紅斑で少量の鱗屑か厚い瘡蓋状の鱗屑 • 掻くと剥がれる • 寒さで憎悪する • 関節痛や変形を随伴 	寒湿の邪の侵入により気血が凝滞して経絡が痺阻する 

糜爛とは
- 皮膚が剥がれ滲出液が出てただれる
- 浅い部分に発生し痕が残らない

症状	意義
• 鮮紅色で湿潤 • 滲出液は澄んだ黄色	湿熱 **湿熱**
• 滲出液以外に水疱が発生し褐色の膿痂がある	湿毒が浸潤※
• 淡紅色で滲出液がサラサラ • 罹患期間が長い	脾虚の運化失調から湿が盛ん

※しみ込むように濡れ広がること

潰瘍とは
- 皮膚が剥がれたあとに深くただれる
- 癒着後に痕が残る

	症状	意義
急性	紅く腫れて痛む	多くは熱毒 熱毒
慢性	発色の鈍い平坦な肉芽	気血虚弱の陰寒
	浮腫状の肉芽	湿熱 湿熱

痂皮とは
- 皮膚が剥がれたあとに滲出液が乾燥して凝結

症状	意義
血液と滲出液が凝固	血痂と呼ばれ血熱によるもの 血
湿潤な痂皮	湿熱 湿熱

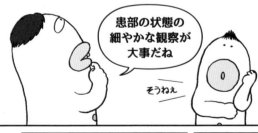

患部の状態の細やかな観察が大事だね

そうねえ

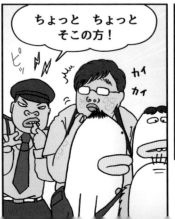

ちょっと ちょっと そこの方！

ピッ カイ カイ

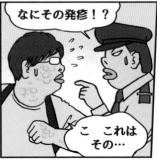

なにその発疹！？

こ これはその…

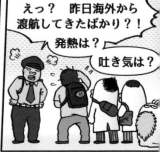

えっ？ 昨日海外から渡航してきたばかり？！

発熱は？

吐き気は？

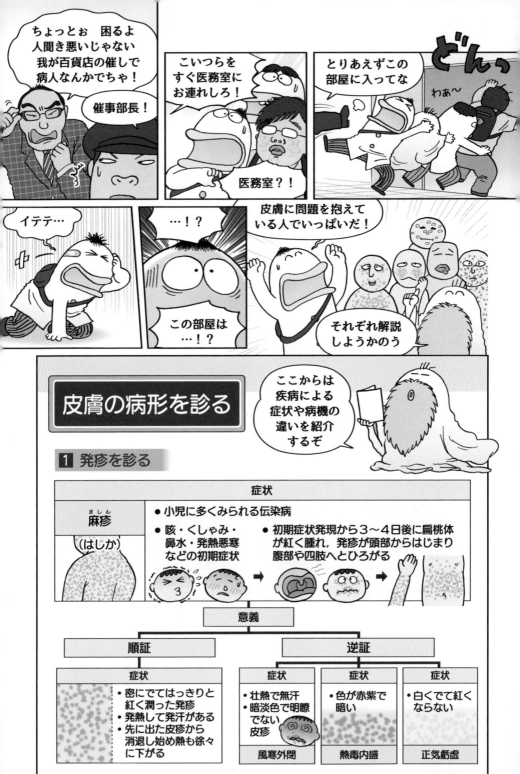

ちょっとぉ　困るよ
人聞き悪いじゃない
我が百貨店の催しで
病人なんかでちゃ！

催事部長！

こいつらを
すぐ医務室に
お連れしろ！

医務室？！

とりあえずこの
部屋に入ってな

どんっ

わぁ〜

イテテ…

…！？

この部屋は
…！？

皮膚に問題を抱えて
いる人でいっぱいだ！

それぞれ解説
しようかのう

皮膚の病形を診る

ここからは
疾病による
症状や病機の
違いを紹介
するぞ

①　発疹を診る

症状		
麻疹 （ましん） （はしか）	● 小児に多くみられる伝染病	
	● 咳・くしゃみ・鼻水・発熱悪寒などの初期症状	● 初期症状発現から3〜4日後に扁桃体が紅く腫れ，発疹が頭部からはじまり腹部や四肢とへひろがる

意義

順証	逆証		
症状	症状	症状	症状
・密にでてはっきりと紅く潤った発疹 ・発熱して発汗がある ・先に出た皮疹から消退し始め熱も徐々に下がる	・壮熱で無汗 ・暗淡色で明瞭でない皮疹	・色が赤紫で暗い	・白くでて紅くならない
	風寒外閉	熱毒内盛	正気虧虚

2 風疹を診る

	症状	意義
風疹（ふうしん） （三日ばしか）	●小児に多くみられる伝染病 ●砂のように小さな疹 ●咳・鼻水・軽い発熱などの初期症状 → ●1〜2日後に頭部から体幹・四肢へと発疹して化膿する → ●4日後頃に痕も残らず消える	汗をかいたあと風邪が腠理に入り込み気血が乱闘したもので肺衛の軽証 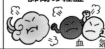

---

3 痘証を診る

	症状	意義
水痘（すいとう） （みずぼうそう）	●小児に多くみられる伝染病 ●化膿しない水疱でサラサラした内容液 ●皮表の浅い部分にでき容易に破れる ●水晶様の水疱が徐々に赤褐色に変わる ●瘡蓋や痕を残さずに消退する → →	風温の時毒（伝染病）が口鼻から侵入して肺脾に入ると温熱や湿邪と乱闘して皮膚を透し表れる 

---

4 癮疹を診る

	症状	意義	
癮疹（いんしん） （蕁麻疹）	●痒みのある大小不揃いの皮丘や膨疹が突如形成される ●発生も消退も早く痕が残らない ●皮疹はでたり消えたりする	多くは稟賦不耐※が原因で気血失調から衛営不和を生じたところに風・寒・湿・熱などの外邪が侵入して血が動かされるため生じる	※稟賦不耐 先天的に体質が弱く外界からの刺激に耐えられないこと

癮疹は病因病機によって症状がさまざまなんじゃよ

症状	病機	症状	病機	症状	病機
淡紅色や白色で露出部分に発疹	風寒外襲	丘疹の頂点に水疱があり掻くと破れる	風湿相搏	発疹が紅い粟粒大	腸胃積熱
掻くと紅色あるいは紅紫色の縄状皮疹になる	血熱	暗紅色で塊状を呈する	血瘀	淡色の膨疹が出現と消退を久しく繰り返す	気血双虧

斑	症状	● 紅や紫色の豆粒大あるいは 連結して大きくなった片 ● 皮下に発生して触っても平坦

陽斑

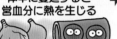

肺胃に鬱滞した熱が体中に蔓延すると営血分に熱を生じる

→

血熱が妄行して肌肉で瘀滞すると斑となる

陰斑

脾不統血や気失固摂

あるいは

陰虚火旺の迫血外溢

ドド

など

順証で軽証

● 胸腹→手足へ移行
● 紅い斑が疎らに軽く浮きでる

逆証で重証

● 手足→胸腹へ移行
● 深紅や紫黒色の斑が密集して壮熱を伴う

症状

● 境がはっきりしない
● 淡紅色か暗紫色
● 疎らで発斑したり消退したりする

	症状	意義	
痱子 （あせも） 	● 暑い時期に発生する皮損 ● 粟粒大の小さな丘疹や水疱で汗の多い場所に好発 ● 小児や肥満体に多くみられる ● 痒みや刺痛を伴う	暑湿が皮膚を燻蒸して毛窮を閉鎖する → 汗泄できず湿熱が鬱滞して発疹	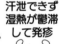

痱子は熱が重いか湿が重いかで表現が異なるね

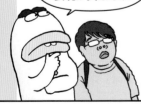

● 皮膚が紅潮
● 紅疹が急激に出現
● 鋭い痒み
● 無汗

熱が湿より重い
（湿熱交蒸）

● 粒様の白色の水疱
● 周辺に赤味がない
● 破れた後に薄い瘡
● 蓋を形成

湿が熱より重い
（肺熱脾湿）

7 熱気瘡を診る

症状	
熱気瘡 （ねっきそう） （単純ヘルペス） 	● 発疹前に局部に熱感と軽い痒みが表れる ● 続いて透明な内溶液の小さな水疱が群発する ● 唇・鼻孔・まぶた・外陰など皮膚と粘膜の境に好発する 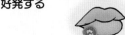

	高熱を伴う	下焦に発疹	反復して発疹
意義	 外感風熱の毒が肺胃の経脈に入り蘊蒸する	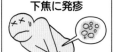 肝胆の湿熱が下注する	まただ 疲労の脾損あるいは陰虚内熱で虚火が上蒸

8 纏腰火丹を診る

症状	
纏腰火丹 （てんようかたん） （帯状疱疹） 	● 発疹前局部に熱感と刺痛が表れてその後に紅斑や水疱が帯状に群発する ● 水疱が破れた後は瘡蓋を形成し一時的に褐斑を残す ● 全身に発生するが胸・腹・腰などに多くみられる

意義	● 粟様の乾燥した皮疹 ● 紅く熱を帯びて痒い 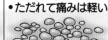 心肝の二経に風火がある	● 湿潤で黄色い水疱 ● ただれて痛みは軽い 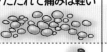 肺脾の二経に湿熱がある	● 少ない水疱 ● 刺痛が続く  気虚で水湿を運べず血瘀湿聚となる

9 湿疹を診る

症状		
湿疹 （しっしん）		• 強烈な痒みを伴う • 皮損は湿潤な傾向 • 急性の皮損は疱疹が主で滲湿液の流出がある • 慢性の皮損は苔癬状になり反復して出現する
（急性）	（慢性）	

意義				
湿熱蘊伏	• 稟賦不耐 • 飲食の不摂生 • 刺激物の過剰摂取 	脾胃を損じて湿熱が生じる 	風邪が入り風湿熱の邪が皮膚に停滞 	血虚風燥

血虚で皮膚が営養されない	燥風が生じて発疹する
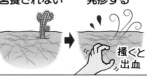	掻くと出血

10 座瘡を診る

症状	
座瘡 （ざそう） （にきび） 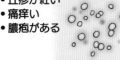	• 顔や背中に好発する • 丘疹を潰すと砕いた米のような脂栓がでる • 多くは思春期から青年期にかけてみられる • 食の不摂生や月経前後に応じて症状が増悪する

意義		
• 丘疹が紅い • 痛痒い • 膿疱がある	• 脂っぽい患部 • 丘疹が紅く腫れている 	• 丘疹は暗紅色 • 結節や嚢腫や瘢痕が主症状
肺経風熱	腸胃湿熱	湿熱瘀滞
熱盛な体質で肺経に蘊熱があり外風を受けて顔面を燻蒸する 	辛・甘・高脂な食品の過度の摂取で湿が熱化し湿熱が顔面部を蒸す 	脾虚失運で溜まった湿が熱化して痰となり湿熱と痰濁が互結

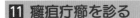

癰疽疔癤は瘡瘍類外科疾患の総称じゃ

それぞれが病理の異なる疾病なんじゃよ

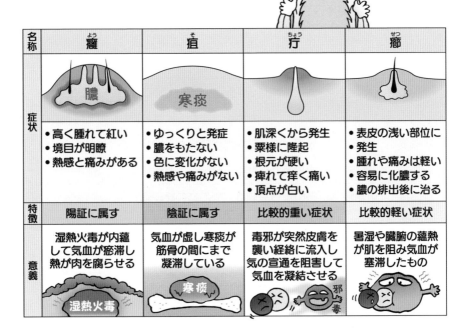

名称	癰（よう）	疽（そ）	疔（ちょう）	癤（せつ）
症状	・高く腫れて紅い ・境目が明瞭 ・熱感と痛みがある	・ゆっくりと発症 ・膿をもたない ・色に変化がない ・熱感や痛みがない	・肌深くから発生 ・粟様に隆起 ・根元が硬い ・痺れて痒く痛い ・頂点が白い	・表皮の浅い部位に発生 ・腫れや痛みは軽い ・容易に化膿する ・膿の排出後に治る
特徴	陽証に属す	陰証に属す	比較的重い症状	比較的軽い症状
意義	湿熱火毒が内蘊して気血が瘀滞し熱が肉を腐らせる	気血が虚し寒痰が筋骨の間にまで凝滞している	毒邪が突然皮膚を襲い経絡に流入し気の宣通を阻害して気血を凝結させる	暑湿や臓腑の蘊熱が肌を阻み気血が塞滞したもの

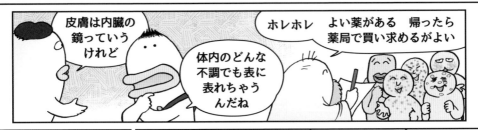

皮膚は内臓の鏡っていうけれど

体内のどんな不調でも表に表れちゃうんだね

ホレホレ よい薬がある　帰ったら薬局で買い求めるがよい

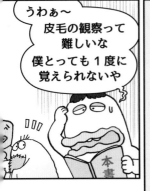

うわぁ～　皮毛の観察って難しいな　僕とっても1度に覚えられないや

ならば役立つ要点をまとめてしんぜよう

特徴を概括して覚えればわかりやすいぞ

領域による腫れの分類

性質	特徴	意義	
局限性	腫れが高い，境が明瞭	実証・陽証	
弥漫性	腫れが平坦，散漫，境が曖昧	陽証	毒の凝聚が未達
		陰証	気血不充
全身性	膿が多い，罹患期間が長い	脾陽不振	

本書

病因による腫れの分類

病因	名称	特徴
寒	寒腫	木のような硬さ，青白色，酸痛
風	風腫	発病が急速，遊走不定，微痛
湿	湿腫	皮肉が腫れる，押すと凹んで戻りが遅い
痰	痰腫	腫れる勢いが緩慢，結核のような硬さ，不紅不熱
気滞	気腫	表面が脹って内側が軟らか，押すと反発する
血瘀	瘀腫	暗褐色から青紫，黄色へと変色する
鬱結	鬱結腫	石のような硬さ，でこぼこな表面

粘度による膿の分類

分類		特徴	意義
粘度		粘稠	気血充盛を表して陽証に多い
		希薄	気血虚弱を表して陰証に多い
動態		希薄→粘稠	邪が去り正気が回復 ➡ 収縮に向かいやすい
		粘稠→希薄	体力が徐々に衰えている ➡ 収縮に向かい難い

弁証理論による皮疹の分類

分類	特徴	意義
八綱弁証	発病が急速，皮疹が赤い，熱を帯びる，皮丘を形成，膿をもつ，糜爛，滲出液や膿液がでる，痒みや疼痛が強い	陽・表・熱・実証に属す
	炎症は慢性，罹患期間が長い，色素沈着や色素減退がある，鱗屑を形成	陰・裏・寒・虚証に属す
衛気営血弁証	皮疹が鮮紅色，圧迫すると色が白ける，強い痒み，水疱を形成，発熱	気分に熱がある
	圧迫しても無変色，潮紅，水腫・紫斑・血疱・水疱を形成，発熱や四肢の疼痛	血分に熱がある

病因による痒みの分類

病因	特徴
風が優勢	患部が遊走性，体中が痒くなる，掻くと血がでる
湿が優勢	患部が過剰に滑潤で黄色い膿が流れ表皮が侵される，炎症すればするほど痒い
熱が優勢	癮疹，灼熱感，燃えるような赤色，露出部位に好発する，進行すると糜爛・滲出液・痂皮を形成する
虫淫	患部が過剰に滑潤，黄色い膿が頻繁に流れる，皮膚の下を虫が這うような強烈な痒み
血虚	皮膚の厚みが増加，乾燥・脱屑・痒みがある糜爛したり膿がでることは少ない

部位による病因の分類

	部位	病因
上部	頭・顔・頚・項	風温・風熱・風火の病因が多い
中部	胸・腹・腰・背	気鬱・火鬱の病因が多い
下部	臀・腿・脛・足	寒湿や湿熱など湿邪の病因が多い

部位による経絡の分類

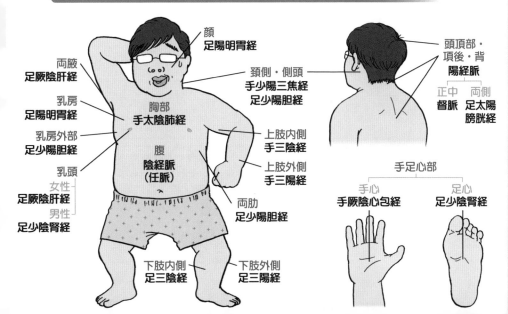

症状の進行による順逆の分類

	初期	化膿期	破裂後	収縮
順証 (軽症) (易治)	• 大きさが増す • 膨らみが高い • 鮮紅色で痛い • 境目が明瞭	• 膨らみが高い • 麓が軟らかい • 皮が薄い • 艶がある • 化膿しやすい	• 黄白色の濃い膿 • 鮮やか • 臭味はない • 腫れが引く • 疼痛が減る	• 瘡蓋に潤いと赤みがある • 上皮化しやすい • 皮膚感覚正常
逆証 (重症) (難治)	• 小さい形 • てっぺんが平坦 • 境が不明瞭 • 無熱無痛	• 硬く紫暗色 • 頂部は陥没し軟らかい • 化膿しない	• 皮が硬い • 血や滲出液が流れる • 腫れや疼痛が軽減しない	• 希薄な滲出液 • 壊死した皮膚が剥がれても上皮化しない • 発色が悪く臭い • 無痛無痒

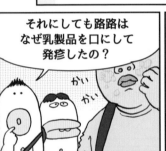

それにしても路路はなぜ乳製品を口にして発疹したの？

かい かい

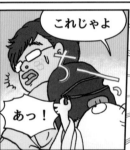

これじゃよ

あっ！

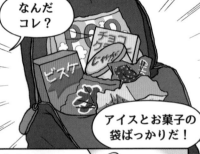

なんだコレ？

チョコ

ビスケ

じゃがり

アイスとお菓子の袋ばっかりだ！

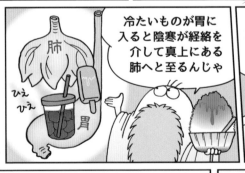

冷たいものが胃に入ると陰寒が経絡を介して真上にある肺へと至るんじゃ

肺

ひえ ひえ

胃

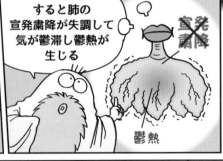

すると肺の宣発粛降が失調して気が鬱滞し鬱熱が生じる

宣発粛降

鬱熱

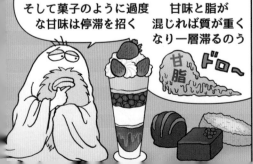

そして菓子のように過度な甘味は停滞を招く

甘味と脂が混じれば質が重くなり一層滞るのう

甘脂

ドロ～

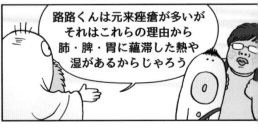

路路くんは元来痤瘡が多いがそれはこれらの理由から肺・脾・胃に蘊滞した熱や湿があるからじゃろう

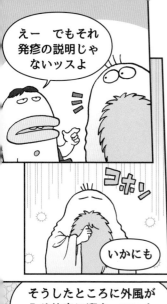

えー でもそれ発疹の説明じゃないッスよ

コホン

いかにも

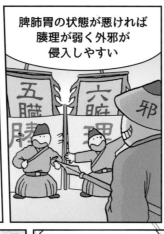

脾肺胃の状態が悪ければ腠理が弱く外邪が侵入しやすい

五臓 六腑 腠理 邪

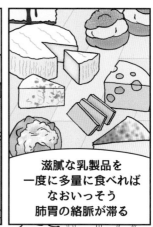

滋膩な乳製品を一度に多量に食べればなおいっそう肺胃の絡脈が滞る

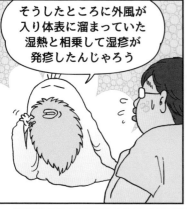

そうしたところに外風が入り体表に溜まっていた湿熱と相乗して湿疹が発疹したんじゃろう

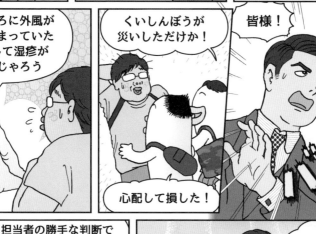

くいしんぼうが災いしただけか！

心配して損した！

皆様！

大丈夫ですか！？

せ専務！

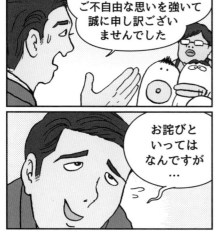

担当者の勝手な判断でご不自由な思いを強いて誠に申し訳ございませんでした

お詫びといってはなんですが…

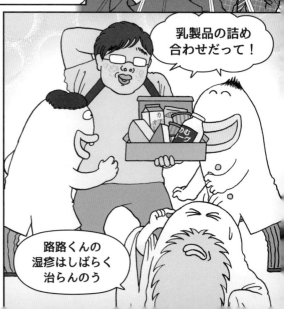

乳製品の詰め合わせだって！

路路くんの湿疹はしばらく治らんのう

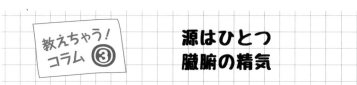

源はひとつ
臓腑の精気

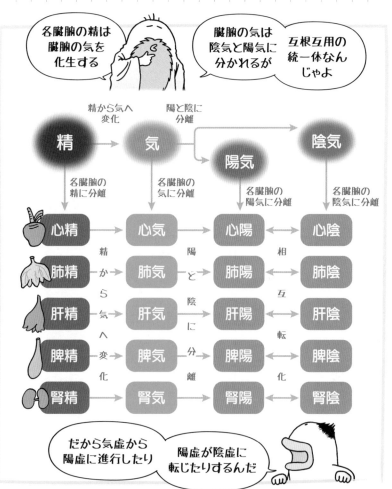

第9話
帰る薬ができたのじゃ

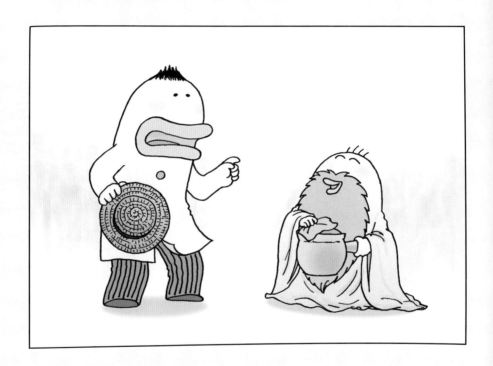

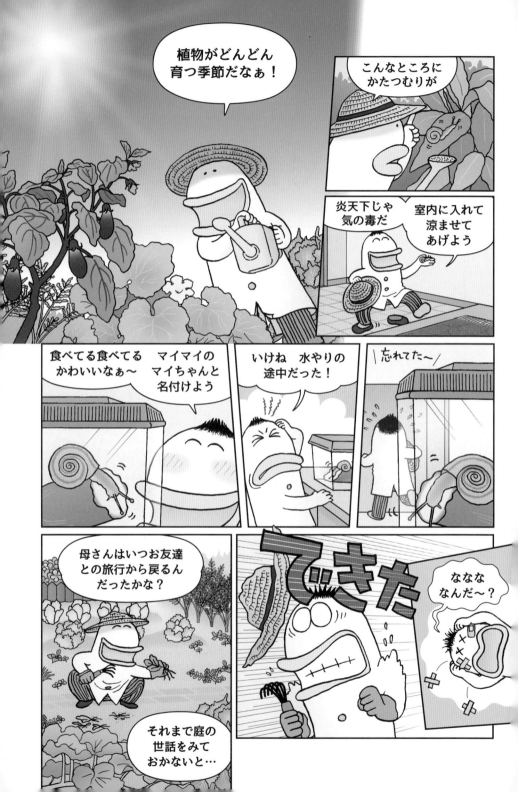

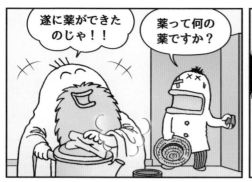

遂に薬ができたのじゃ！！

薬って何の薬ですか？

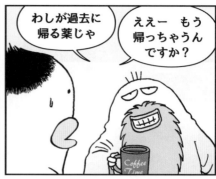

わしが過去に帰る薬じゃ

ええー もう帰っちゃうんですか？

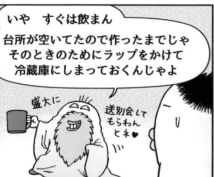

いや すぐは飲まん
台所が空いてたので作ったまでじゃ
そのときのためにラップをかけて
冷蔵庫にしまっておくんじゃよ

盛大に

送別会してもらわんとネ♥

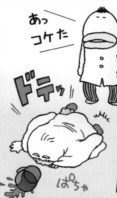

あっ
コケた

ドテッ

ぱしゃ

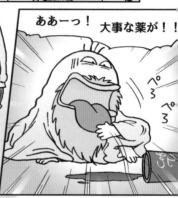

ああーっ！ 大事な薬が！！

ぺろ
ぺろ

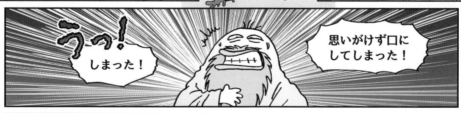

うっ！

しまった！

思いがけず口にしてしまった！

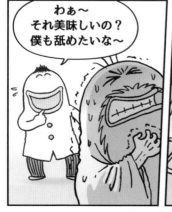

わぁ～
それ美味しいの？
僕も舐めたいな～

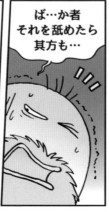

ば…か者
それを舐めたら
其方も…

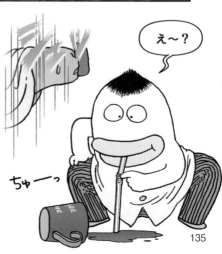

え～？

ちゅーっ

135

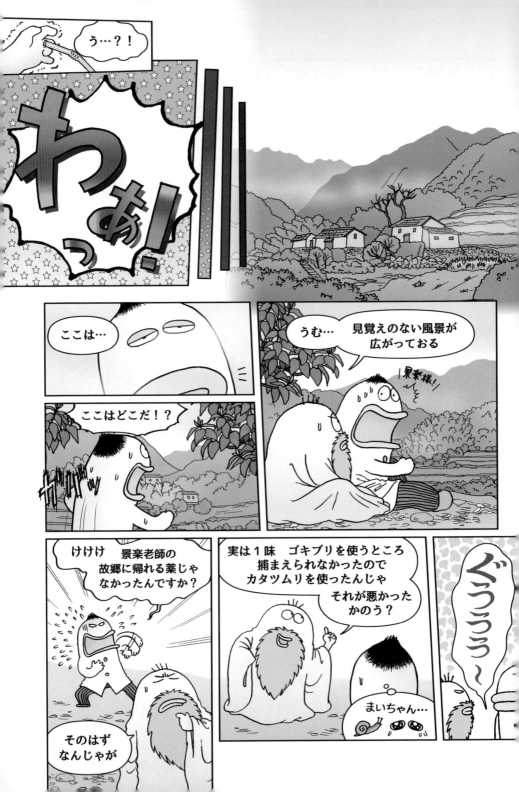

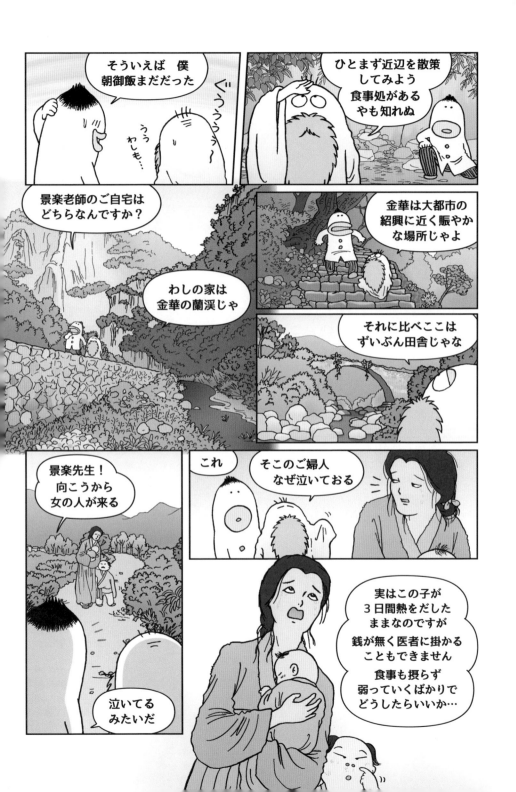

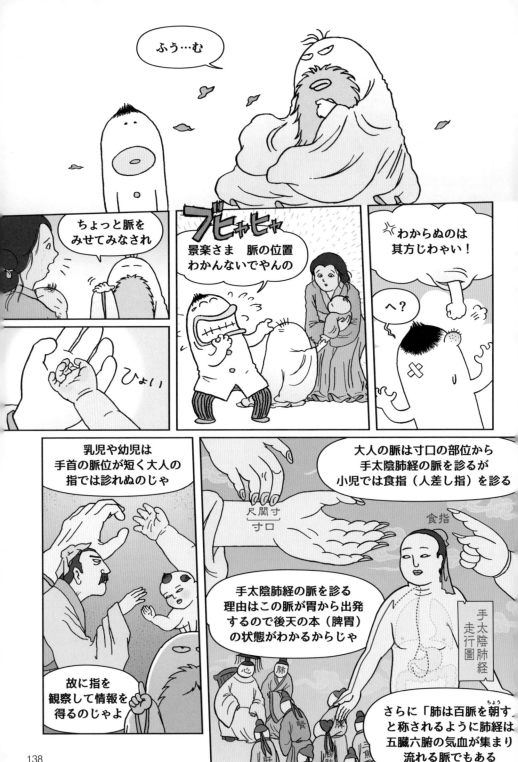

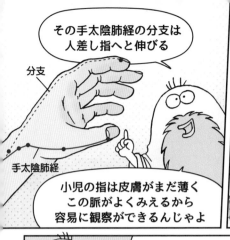

その手太陰肺経の分支は
人差し指へと伸びる

分支

手太陰肺経

小児の指は皮膚がまだ薄く
この脈がよくみえるから
容易に観察ができるんじゃよ

へぇ～
ぼくもやって
みよう♪

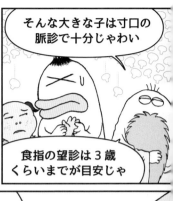

そんな大きな子は寸口の
脈診で十分じゃわい

食指の望診は3歳
くらいまでが目安じゃ

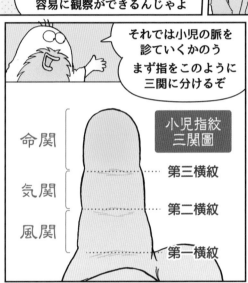

それでは小児の脈を
診ていくかのう
まず指をこのように
三関に分けるぞ

小児指紋
三関圖

命関

気関

風関

第三横紋

第二横紋

第一横紋

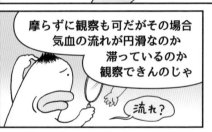

治療者は
左手の拇指で
患者の右手の
食指を
命関から風関に
向けて数回摩り
観察する

摩らずに観察も可だがその場合
気血の流れが円滑なのか
滞っているのか
観察できんのじゃ

流れ？

小児の絡脈を診る

1 三関を診る

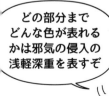

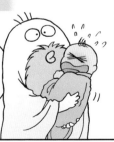

どの部分まで
どんな色が表れる
かは邪気の侵入の
浅軽深重を表すぞ

特徴		意義	
風関まで明瞭にみえる		邪は絡にあり病は軽い	
気関まで明瞭にみえて色が深い		邪は脈にあり病は重い	
命関まで明瞭にみえる		邪は臓腑にあり生命の気機	

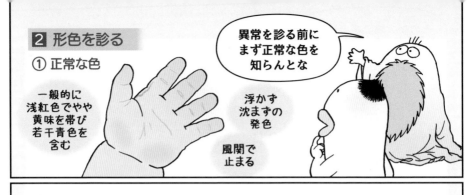

② 形色を診る

① 正常な色

一般的に
浅紅色でやや
黄味を帯び
若干青色を
含む

異常を診る前に
まず正常な色を
知らんとな

浮かず
沈まずの
発色

風関で
止まる

② 色の浮沈を診る

症状		意義	
浮いて 色が露呈		病が 表にある	多くは 外感表証
沈んで滞る		病が 裏にある	多くは 外感裏証か 内傷裏証

③ 濃淡や気血の流動を診る

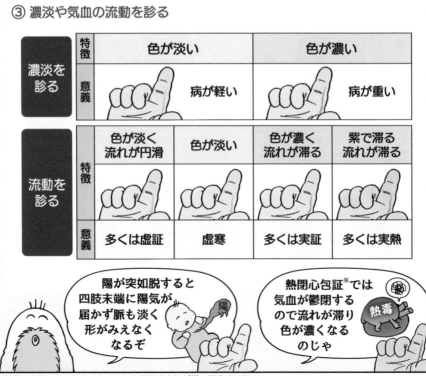

濃淡を診る	特徴	色が淡い		色が濃い	
	意義	病が軽い		病が重い	

流動を診る	特徴	色が淡く 流れが円滑	色が淡い	色が濃く 流れが滞る	紫で滞る 流れが滞る
	意義	多くは虚証	虚寒	多くは実証	多くは実熱

陽が突如脱すると
四肢末端に陽気が
届かず脈も淡く
形がみえなく
なるぞ

熱閉心包証※では
気血が鬱閉する
ので流れが滞り
色が濃くなる
のじゃ

熱毒

※熱閉心包証　心の外衣である心包を熱邪や痰熱が覆い閉塞する証

④ 色を診る

	症状	意義	症状		意義
淡紅		虚寒	紅く明瞭で浮		外感表証で多くは風寒
青		風・驚を意味し各種の痛証も表す	紫		内熱があり多くは邪熱鬱滞
青紫		多くは風熱	黒紫		血絡鬱閉で危険な症状
白		疳証	黄		傷脾

---

3 形態を診る

① 正常な形

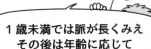

1歳未満では脈が長くみえ
その後は年齢に応じて
短くみえる

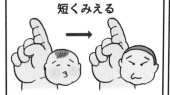

また気候により若干変化し
暑いと長く
寒いと短くみえる

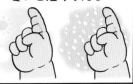

---

② 形の異常

特徴	徐々に短くなる	細くなる	一本で斜め
意義	病の寛解	寒証・虚証	病の悪化
特徴	徐々に長くなる	太くなる	湾曲・環・丸・分枝などが多い
意義	病の悪化	熱証・実証	病の悪化

津液が損傷して気陰
が脆弱し気血が
充足していないと
絡脈が風関に
及ばないこと
もあるぞ

陰虚陽浮では脈絡の
延長がみられるね

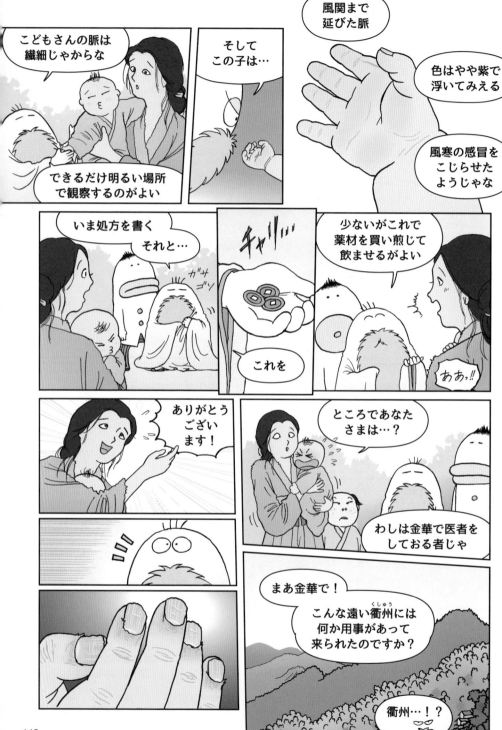

142

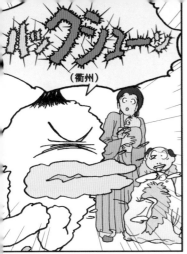

（衢州）

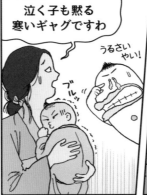

泣く子も黙る
寒いギャグですわ

うるさい
やい！

ブルッ

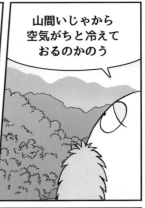

山間いじゃから
空気がちと冷えて
おるのかのう

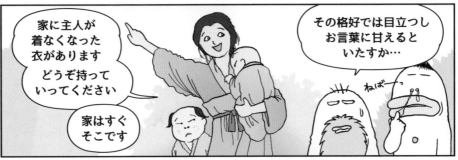

家に主人が
着くなくなった
衣があります

どうぞ持って
いってください

家はすぐ
そこです

その格好では目立つし
お言葉に甘えると
いたすか…

ねば〜

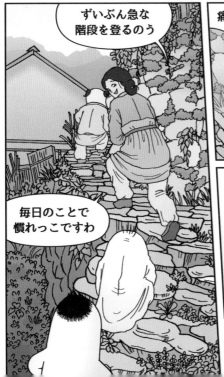

ずいぶん急な
階段を登るのう

毎日のことで
慣れっこですわ

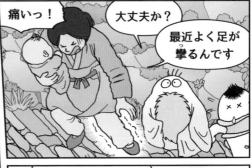

痛いっ！

大丈夫か？

最近よく足が
攣るんです

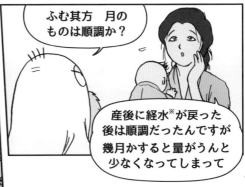

ふむ其方　月の
ものは順調か？

産後に経水※が戻った
後は順調だったんですが
幾月かすると量がうんと
少なくなってしまって

※経水
　月経を指す

143

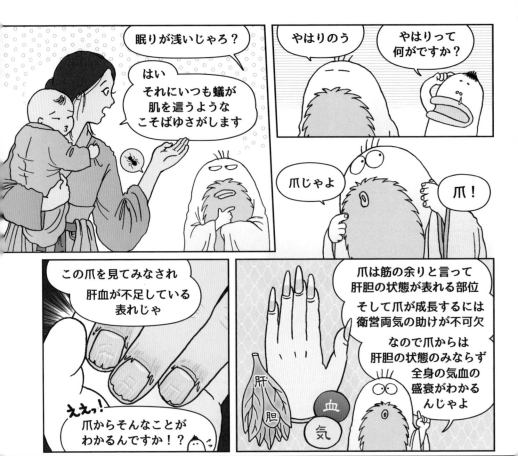

眠りが浅いじゃろ？

はい
それにいつも蟻が
肌を這うような
こそばゆさがします

やはりのう

やはりって
何がですか？

爪じゃよ

爪！

この爪を見てみなされ
肝血が不足している
表れじゃ

ええっ！
爪からそんなことが
わかるんですか！？

爪は筋の余りと言って
肝胆の状態が表れる部位

そして爪が成長するには
衛営両気の助けが不可欠

なので爪からは
肝胆の状態のみならず
全身の気血の
盛衰がわかる
んじゃよ

肝
胆

血
気

爪を診る

1 爪の部位と観察意義

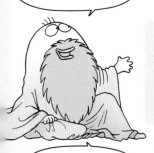

まずは爪の各部位と
観察のポイントを
説明しようかのう！

特に甲皺は爪の
成長と密接に関係
する皮膚じゃな

こうはん
甲板（爪甲）

- 透明度
- 湾曲・扁平・凹凸
  の有無
- 厚薄や清濁
- 質の軟堅や粗密
- 色の濃淡や栄枯

こうこん
甲根（爪半月）

- 甲根の有無
- 色艶

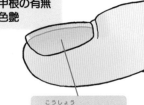

こうしょう
甲床（爪床）
爪甲の下の肌と孫絡

- 色艶
- 斑紋・瘀点の有無
- 孫絡の血流

こうしゅう
甲皺（近位爪廓）

- 形や色の変化
- 爪との結合

② 正常な爪

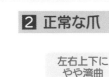

- 縞や亀裂のない甲板
- 斑や瘀点のない甲床
- 左右上下にやや湾曲
- 軽く押すとすぐに紅く戻る
- 適度な厚さがあり堅く滑らか
- 甲皺は紅く潤いしなやかで強い
- 淡紅色で艶があり甲根が明瞭

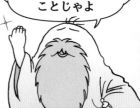

> このような爪であれば気血が充足し経絡の通りもよく臓腑が調和しているということじゃよ

③ 色を診る

> そして色にはこんな意義がある

青

	色	意義
青		多くは寒証で肝気が絶する
藍		瘀血 あるいは 心血瘀阻

赤

	色	意義
赤		多くは気分の熱 気分 血分
鮮紅		血分の熱 気分 血分
深紅や紅紫		風熱毒盛で邪が心経に侵入
絳紫		気滞血瘀や心陰虧損

黄

	色	意義
黄		黄疸で湿熱が燻蒸 脾胃 湿熱

白

	色	意義
黄白	萎えて軟らか 押すと白い	元気虧損で肝血を栄えない 肝血
青白		血虚 あるいは 気血両虚
淡白		虚寒で多くは脾腎陽虚

黒

	色	意義
黒		瘀血

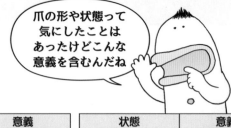

4 形態を診る

① 全体の形を診る

● 軟薄

状態	意義		状態	意義
薄く強く しなやか	生理的な表現で 正常な爪		薄く脆い	気弱血虚で 血行が障害を受け 爪が養われない

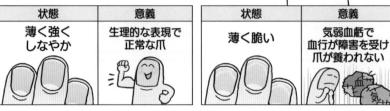

● 粗厚

症状		意義		
爪先や爪郭が 徐々に肥厚	灰白色になり 艶が消失 →黄色斑の出現 表面がでこぼこ	鵞爪風(がそうふう) (爪白癬)	気虚血燥で 風邪を受け 爪が養われず 肥厚	あるいは 水湿侵漬 湿毒外侵で 気血が阻蔽 されて肥厚

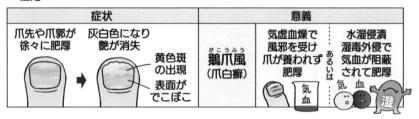

● 起伏

	症状		意義	
鈎状	鷹爪様に中央が盛り上がり 曲折する 表面が粗く 黒色や黒緑色 や灰黒色 / 不透明で 光沢がない		鷹爪甲(おうそうこう)	多くは気鬱血瘀で 経脈が阻滞し爪に 栄養がいかない
匙形	中央が凹み 周りが せり上がった 匙のような形		反甲(はんこう)	● 気虚血虚 ● 肝血不足 ● 脾失健運 — などから栄養不良に至ったもの 大病の後や日頃から脾胃に虚損があるものなどにみられる
扁平	甲板が平坦に変形 表面にはラケット状の縞が入る			多くは指しゃぶりや指をかじる 習慣から気血の循行に障害が生じて 爪に営養がいかず発生する 小児に多い

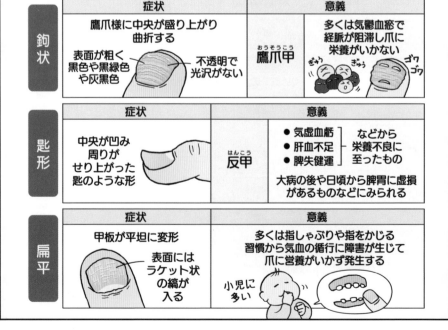

● 湾曲

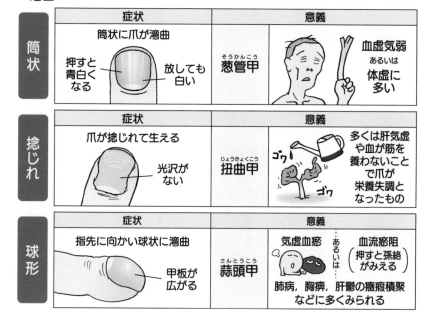

	症状	意義	
筒状	筒状に爪が湾曲 押すと青白くなる　放しても白い	葱管甲 （そうかんこう）	血虚気弱 あるいは 体虚に多い
捻じれ	爪が捻じれて生える 光沢がない	扭曲甲 （じょうきょくこう）	多くは肝気虚や血が筋を養わないことで爪が栄養失調となったもの
球形	指先に向かい球状に湾曲 甲板が広がる	蒜頭甲 （さんとうこう）	気虚血瘀　あるいは　血流瘀阻（押すと孫絡がみえる） 肺病，胸痹，肝鬱の癥瘕積聚などに多くみられる

② 表面を診る

● 縞

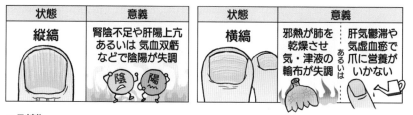

状態	意義	状態	意義
縦縞	腎陰不足や肝陽上亢あるいは 気血双虧などで陰陽が失調	横縞	邪熱が肺を乾燥させ気・津液の輸布が失調　あるいは　肝気鬱滞や気血血瘀で爪に営養がいかない

● 剥離

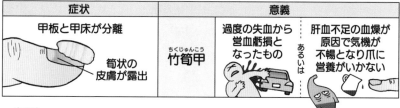

	症状	意義	
	甲板と甲床が分離 筍状の皮膚が露出	竹筍甲 （ちくじゅんこう）	過度の失血から営血虧損となったもの　あるいは　肝血不足の血燥が原因で気機が不暢となり爪に営養がいかない

● 亀裂

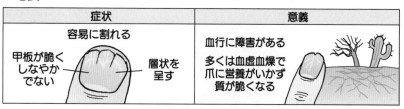

症状	意義
容易に割れる 甲板が脆くしなやかでない　層状を呈す	血行に障害がある 多くは血虚血燥で爪に営養がいかず質が脆くなる

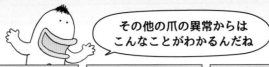

その他の爪の異常からは
こんなことがわかるんだね

症状	症状	症状
爪枯	爪萎（萎縮甲）	魚鱗甲
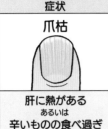	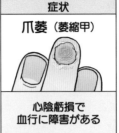	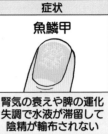
肝に熱がある あるいは 辛いものの食べ過ぎ	心陰虧損で 血行に障害がある	腎気の衰えや脾の運化 失調で水液が滞留して 陰精が輸布されない

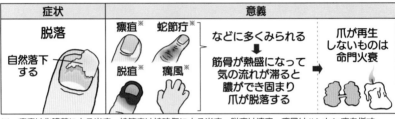

症状	意義		
脱落 自然落下 する	瘭疽※ 蛇節疔※ 脱疽※ 癘風※	などに多くみられる ↓ 筋骨が熱盛になって 気の流れが滞ると 膿ができ固まり 爪が脱落する	爪が再生 しないものは 命門火衰

※　瘭疽は化膿菌による炎症，蛇節疔は蛇咬傷による炎症，脱疽は壊疽，癘風はハンセン病を指す

③ 斑点・条紋を診る

● 色から病の性質を診る

	白	黄・赤	青	紫絳
色				
意義	気虚	熱	疼痛	心血瘀阻

5 甲根を診る

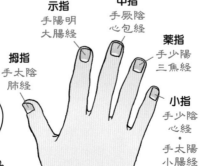

成人男性なら
2.5 ～ 3 mm程度
女性や子供や高齢者は
それよりやや小さい
のが一般的じゃ
甲根は五臓の状態を
あらわし各指は
各臓と相関しておる

● 各指と五臓の関係

示指
手陽明
大腸経

中指
手厥陰
心包経

薬指
手少陽
三焦経

拇指
手太陰
肺経

小指
手少陰
心経・
手太陽
小腸経

● 甲根の大小を診る

症状	過度に大きい	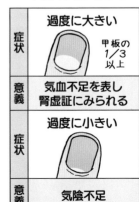 甲板の 1／3 以上
意義	気血不足を表し 腎虚証にみられる	
症状	過度に小さい	
意義	気陰不足	

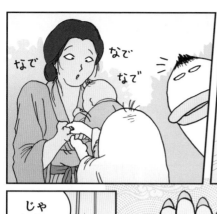

なで　なで　なで

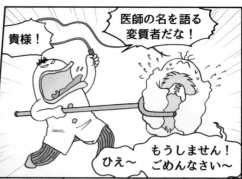

貴様！

医師の名を語る変質者だな！

ひえ〜

もうしません！ごめんなさい〜

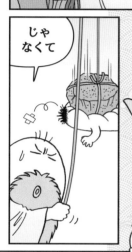

じゃなくて

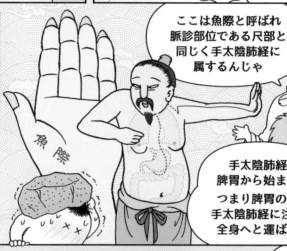

ここは魚際と呼ばれ脈診部位である尺部と同じく手太陰肺経に属するんじゃ

魚際

手太陰肺経は脾胃から始まる
つまり脾胃の気は手太陰肺経に注いで全身へと運ばれる

魚際を診る

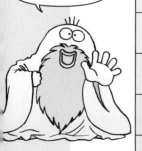

そのため魚際の観察からも脾胃の盛衰や全身状態がわかるんじゃよ

色		意義
青		寒・疼痛
青で絡脈が短い		少気
赤		熱
黒		長患いの痺病
赤く黒く青い		寒熱の気が混在

例えば胃中に寒があれば魚際が青くなる

熱があれば魚際の絡脈が赤くなる

って具合か！

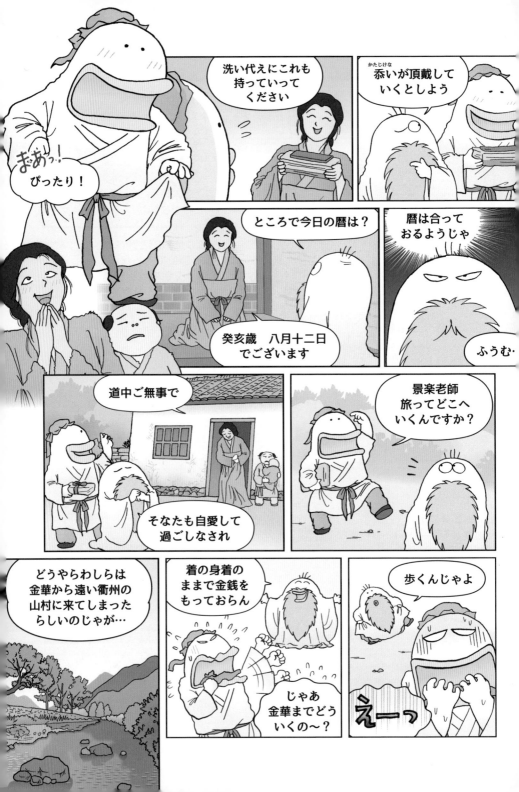

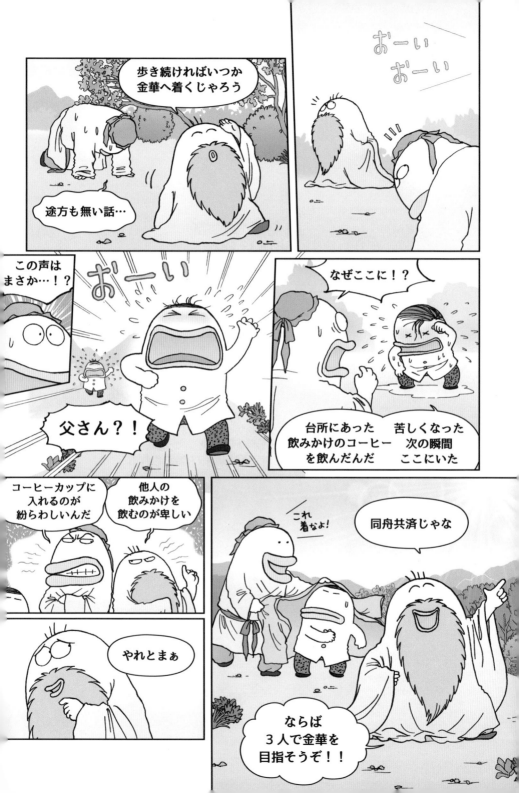

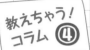

教えちゃう！
コラム④

日々こつこつ
消耗と補填

気はどのように
消耗され補填
されるの？

金銭に例えると
わかりやすいぞ

気の消耗	金銭の消費

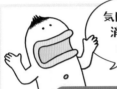

気は生命活動
のため常に
消耗される

金銭は生活の
ため常に
消費される

日々使う気は食事と
呼吸と生命力が支える

日々の生活費は
定期収入と貯蓄が支える

後天の穀気
・
自然界の清気

毎日補う体力

不足なら下ろし
余れば貯める

定期収入

月々の収入

先天の精気

生まれ持った
生命力

本質的財産

貯蓄

第10話
牌浙村を旅すれば
<small>は　い　せつ</small>

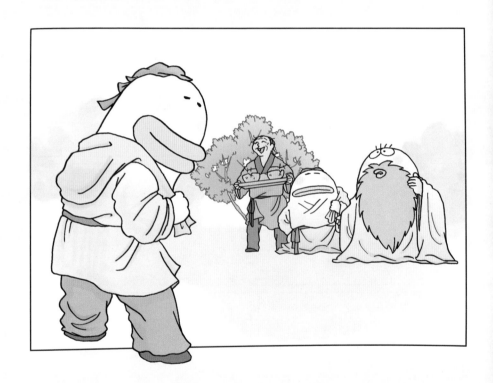

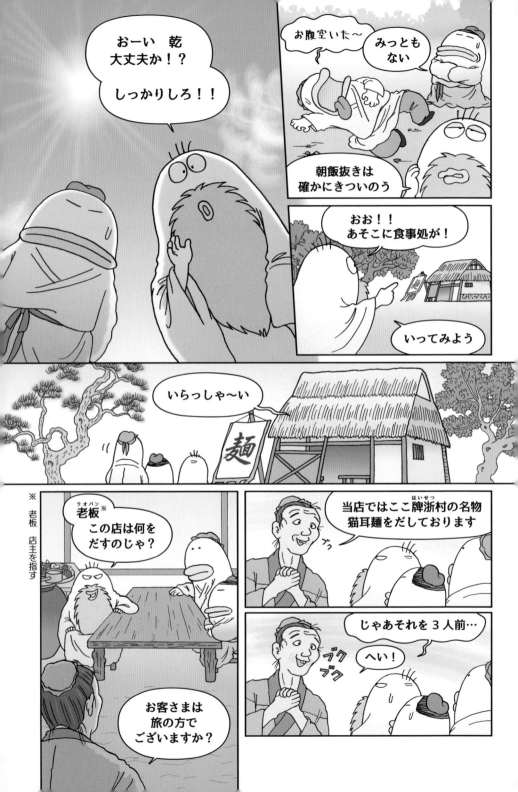

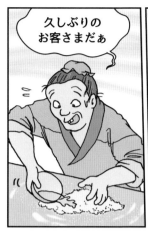

久しぶりの
お客さまだぁ

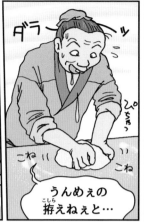

ダラーール

こね
こね

うんめぇの
拵えねぇと…

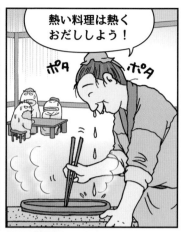

熱い料理は熱く
おだししよう！

ポタ
ポタ

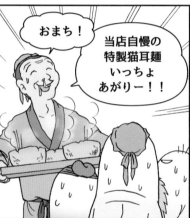

おまち！

当店自慢の
特製猫耳麺
いっちょ
あがりー！！

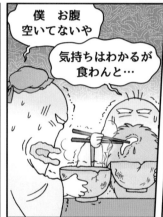

僕　お腹
空いてないや

気持ちはわかるが
食わんと…

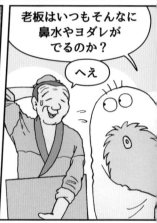

老板はいつもそんなに
鼻水やヨダレが
でるのか？

へえ

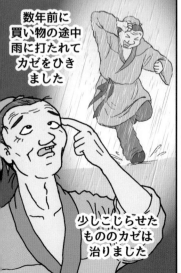

数年前に
買い物の途中
雨に打たれて
カゼをひき
ました

少しこじらせた
もののカゼは
治りました

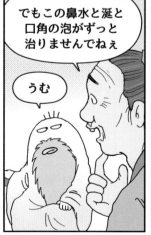

でもこの鼻水と涎と
口角の泡がずっと
治りませんでねぇ

うむ

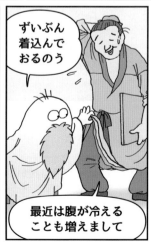

ずいぶん
着込んで
おるのう

最近は腹が冷える
ことも増えまして

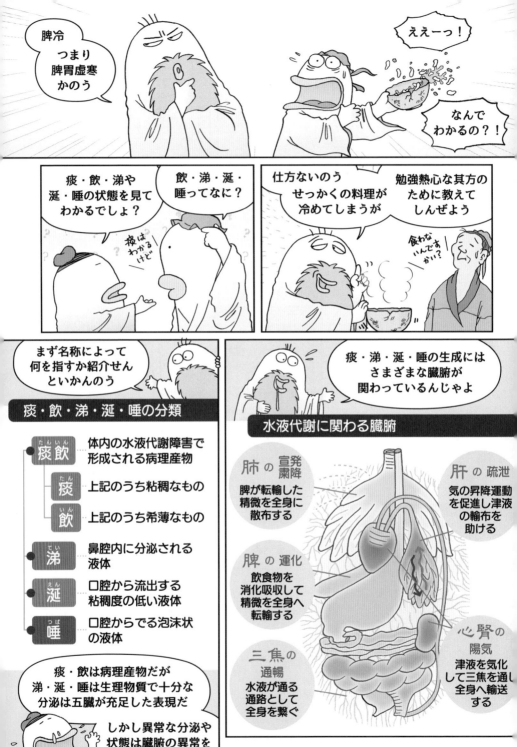

痰・涕・涎・唾を診る

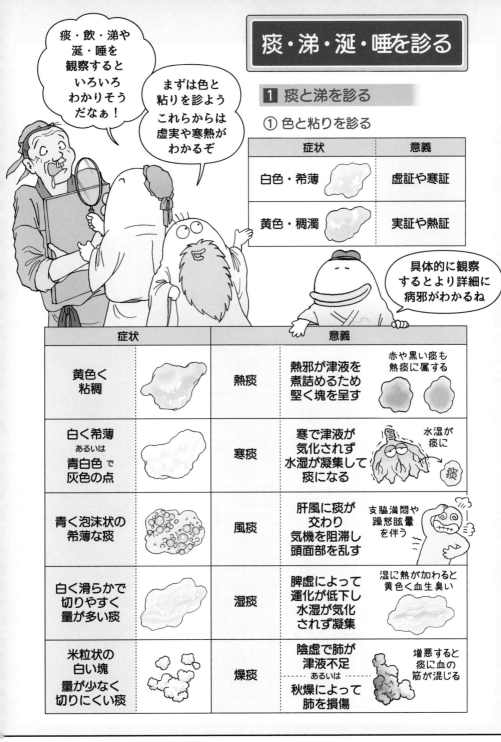

痰・飲・涕や涎・唾を観察するといろいろわかりそうだなぁ！

まずは色と粘りを診よう　これらからは虚実や寒熱がわかるぞ

1 痰と涕を診る

① 色と粘りを診る

症状		意義
白色・希薄		虚証や寒証
黄色・稠濁		実証や熱証

具体的に観察するとより詳細に病邪がわかるね

症状			意義	
黄色く粘稠		熱痰	熱邪が津液を煮詰めるため堅く塊を呈す	赤や黒い痰も熱痰に属する
白く希薄 あるいは 青白色で灰色の点		寒痰	寒で津液が気化されず水湿が凝集して痰になる	水湿が痰に
青く泡沫状の希薄な痰		風痰	肝風に痰が交わり気機を阻滞し頭面部を乱す	支脇満悶や躁怒眩暈を伴う
白く滑らかで切りやすく量が多い痰		湿痰	脾虚によって運化が低下し水湿が気化されず凝集	湿に熱が加わると黄色く血生臭い
米粒状の白い塊 量が少なく切りにくい痰		燥痰	陰虚で肺が津液不足 あるいは 秋燥によって肺を損傷	増悪すると痰に血の筋が混じる

① 色と粘りを診る　つづき

症状		意義	
古い詰め綿のような形 蝋燭のような色 膠（にかわ）のように粘稠		老痰	胸郭に溜まり痞えとなったり四肢の経絡で滞ったりする
粥様の痰や膿血で腥臭がする		肺癰（肺膿瘍）	熱毒が肺を犯し長期に蓄積して肉を腐敗させ膿を生成する

「腥臭」ってどんな臭い？

腥臭（せいしゅう）

生ぐさい臭いじゃよ

② 新旧や軽重を診る

状態の変化にも意味があるよ

症状	意義	症状		意義
痰が澄んで希薄	最近罹患した病で軽証	希薄な痰 → 粘りを増す		病の進行を意味する
黄色く濁り粘稠が高い	病が長期に及んで重証	粘稠な痰 → 希薄になる		病の回復を意味する

２ 涕を診る

① 清涕を診る

清涕とは水っぽい鼻水のことじゃ

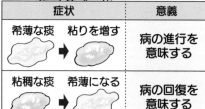

	清涕がでる	清涕で量が多い日ごとに粘度が増す	白く量が少ないが寒さで量が増す
症状		ねば…	
意義	肺に寒があり肺気の宣発が失調	気虚の固摂失司に湿熱が加わる	腎陽が虚衰し津液が少なく腎気不足から固摂作用も低下

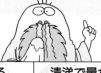

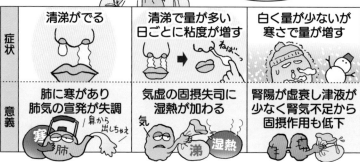

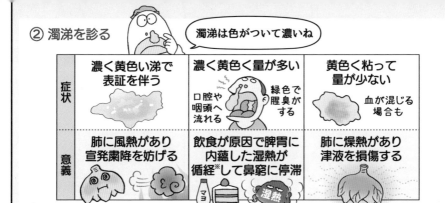

② 濁涕を診る

濁涕は色がついて濃いね

	濃く黄色い涕で表証を伴う	濃く黄色く量が多い 口腔や咽頭へ流れる 緑色で腥臭がする	黄色く粘って量が少ない 血が混じる場合も
症状			
意義	肺に風熱があり宣発粛降を妨げる	飲食が原因で脾胃に内蘊した湿熱が循経※して鼻窮に停滞 湿熱	肺に燥熱があり津液を損傷する

※循経　経絡や血管などの経路に沿い体内を循行すること

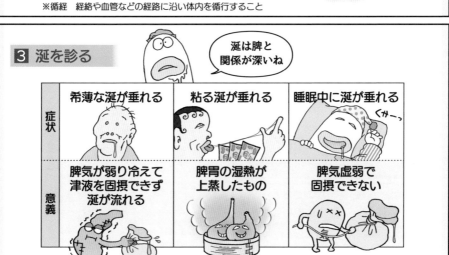

3 涎を診る

涎は脾と関係が深いね

	希薄な涎が垂れる	粘る涎が垂れる	睡眠中に涎が垂れる
症状			くがーっ
意義	脾気が弱り冷えて津液を固摂できず涎が流れる	脾胃の湿熱が上蒸したもの	脾気虚弱で固摂できない

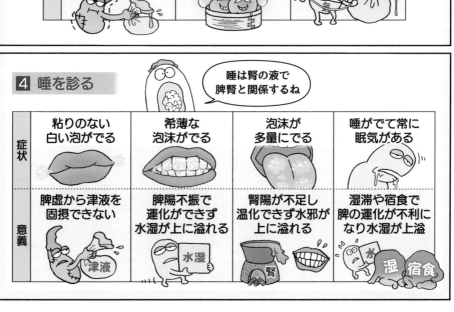

4 唾を診る

唾は腎の液で脾腎と関係するね

	粘りのない白い泡がでる	希薄な泡沫がでる	泡沫が多量にでる	唾がでて常に眠気がある
症状				
意義	脾虚から津液を固摂できない 津液	脾陽不振で運化ができず水湿が上に溢れる 水湿	腎陽が不足し温化できず水邪が上に溢れる 腎	湿滞や宿食で脾の運化が不利になり水湿が上溢 水 湿 宿食

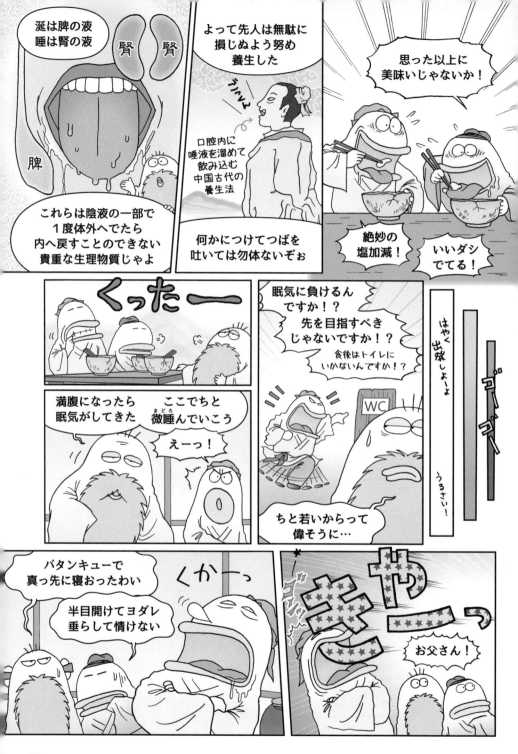

涎は脾の液
唾は腎の液

腎　腎

脾

これらは陰液の一部で
1度体外へでたら
内へ戻すことのできない
貴重な生理物質じゃよ

よって先人は無駄に
損じぬよう努め
養生した

口腔内に
唾液を溜めて
飲み込む
中国古代の
養生法

何かにつけてつばを
吐いては勿体ないぞぉ

思った以上に
美味いじゃないか！

絶妙の
塩加減！

いいダシ
でてる！

くったー

眠気に負けるん
ですか！？
先を目指すべき
じゃないですか！？

食後はトイレに
いかないんですか！？

WC

はやく
出発しよーよ

うるさい！

ゴーゴー

満腹になったら
眠気がしてきた

ここでちと
微睡んでいこう

えーっ！

ちと若いからって
偉そうに…

バタンキューで
真っ先に寝おったわい

半目開けてヨダレ
垂らして情けない

くかーっ

ぎゃっ

ゴリッ

お父さん！

160

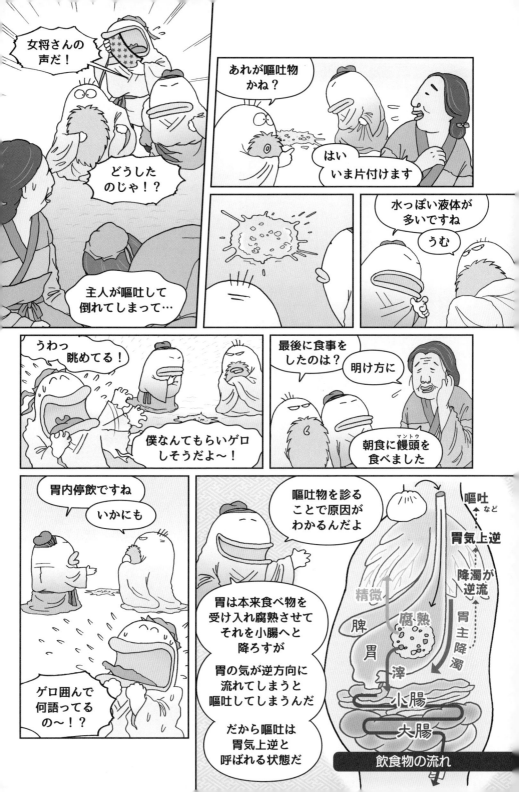

嘔吐物を診る

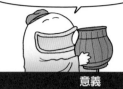

胃気が上逆する要因が何かは嘔吐の様子や嘔吐の内容物をみるとわかるよ

へぇー

症状	意義

酸っぱい臭気がしない希薄な嘔吐物

胃寒嘔吐（虚実に大別）

虚証
胃陽不足

胃陽の不足で摂取した飲食物の清濁を分別できない

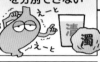

え〜と
え〜と
清 濁

実証
寒邪停留

外感風寒や冷たい飲食の摂取から寒邪が胃に停留

寒邪

胃の降濁作用が失調して胃気が上逆する

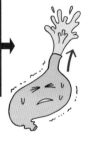

汚く濁り酸っぱい臭気がする勢いがあり声も壮大

オゲゲゲ

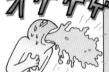

胃熱嘔吐

中焦の熱が旺盛で飲食を蒸腐

火の炎上する性質に乗り胃気が上逆する

酸腐臭がして未消化物が混じる

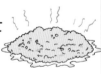

食積嘔吐

暴飲暴食で脾胃を損傷 → 栄養物質へと化せず宿食が蓄積し腐敗 → 脾胃の運化降濁を妨げ胃気が上逆

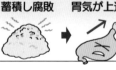

未消化物を嘔吐するが酸腐臭がない

気滞嘔吐

鬱怒によって肝気が動く → 胃が肝気に犯され上逆する

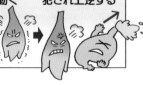

症状		意義	
黄緑色や青藍色でにがりのような味がしたり酸味があったりする	肝火嘔吐	肝胆湿熱によって肝火が上逆	胆汁が熱に切迫され上に溢れて胃の降濁が失調
食物→清水の順に嘔吐 嘔吐後は口が渇き水を飲めない	胃陰不足の嘔吐	熱病などで陰液を損傷	胃陰不足となって胃の降濁が失調
清水痰涎を嘔吐する	痰飲水逆の嘔吐	痰飲が停滞したところに水分を過剰摂取	水飲が停滞し胃気の上逆に伴い痰飲も上逆
鮮血や紫暗色の塊を食物の残渣と一緒に嘔吐	嘔血あるいは吐膿	多くは胃に積熱あるいは肝鬱化火がある	胃の絡脈を傷つけ血流を切迫し出血

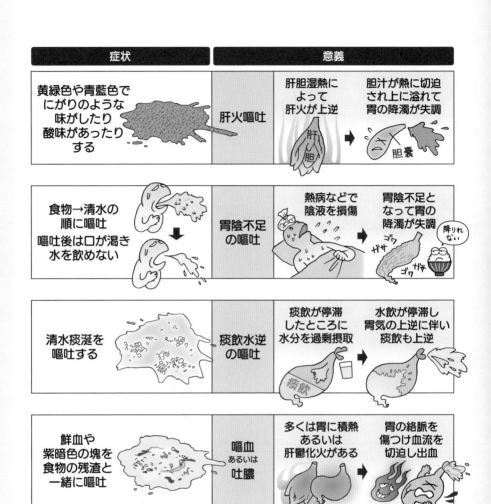

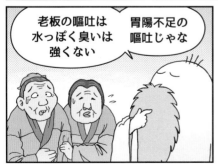

老板の嘔吐は水っぽく臭いは強くない

胃陽不足の嘔吐じゃな

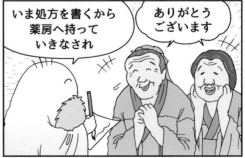

いま処方を書くから薬房へ持っていきなされ

ありがとうございます

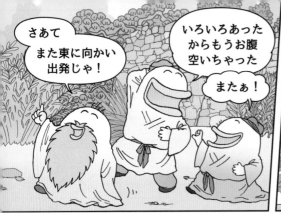

さあて また東に向かい 出発じゃ！

いろいろあった からもうお腹 空いちゃった

またぁ！

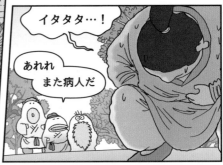

イタタタ…！

あれれ また病人だ

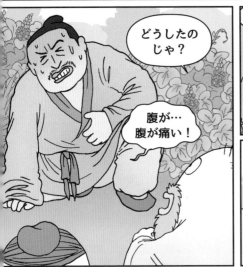

どうしたの じゃ？

腹が… 腹が痛い！

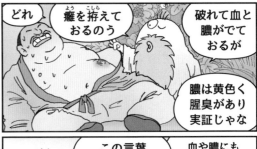

どれ

癰を拵えて おるのう

破れて血と 膿がでて おるが

膿は黄色く 腥臭があり 実証じゃな

この言葉 どおりよのう

血や膿にも いろいろあるん ですね

胖人は膿が多い 痩人は膿が少ない

血と膿を診る

1 膿を診る

① 膿の状態を診る

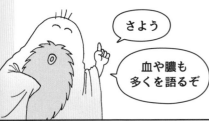

さよう

血や膿も 多くを語るぞ

症状		意義	
・粘りのある 黄色い膿 ・明瞭な発色 ・有臭	実証	気血が充実	
・白く希薄な膿 ・不明瞭な発色 ・無臭	虚証	気血が虚衰	
・粘りのある 白い膿	半虚半実	正虚と邪実の混在	

① 膿の変化を診る　つづき

> 正気が多ければ早く化膿して排膿し新肉を作るんだね

症状	意義
薄い膿から → 粘る膿へ	正気が徐々に回復

症状	意義
粘る膿から → 薄い膿へ	気血が衰退

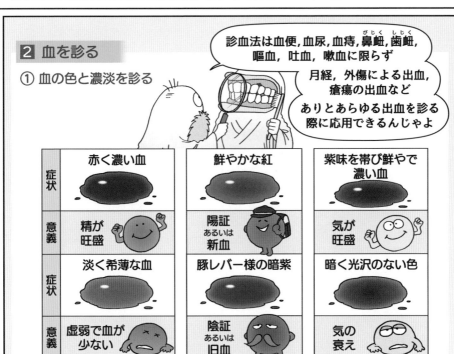

2 血を診る

① 血の色と濃淡を診る

> 診血法は血便，血尿，血痔，鼻衄（びじく），歯衄（しじく），嘔血，吐血，嗽血に限らず
> 月経，外傷による出血，瘡瘍の出血など
> ありとあらゆる出血を診る際に応用できるんじゃよ

症状	赤く濃い血	鮮やかな紅	紫味を帯び鮮やで濃い血
意義	精が旺盛	陽証 あるいは 新血	気が旺盛
症状	淡く希薄な血	豚レバー様の暗紫	暗く光沢のない色
意義	虚弱で血が少ない	陰証 あるいは 旧血	気の衰え

② 出血経路を診る

> 病位の把握も大切だね

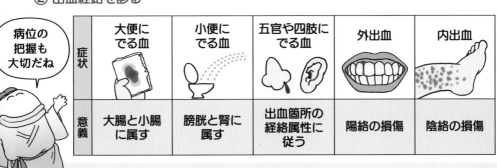

	大便にでる血	小便にでる血	五官や四肢にでる血	外出血	内出血
症状					
意義	大腸と小腸に属す	膀胱と腎に属す	出血箇所の経絡属性に従う	陽絡の損傷	陰絡の損傷

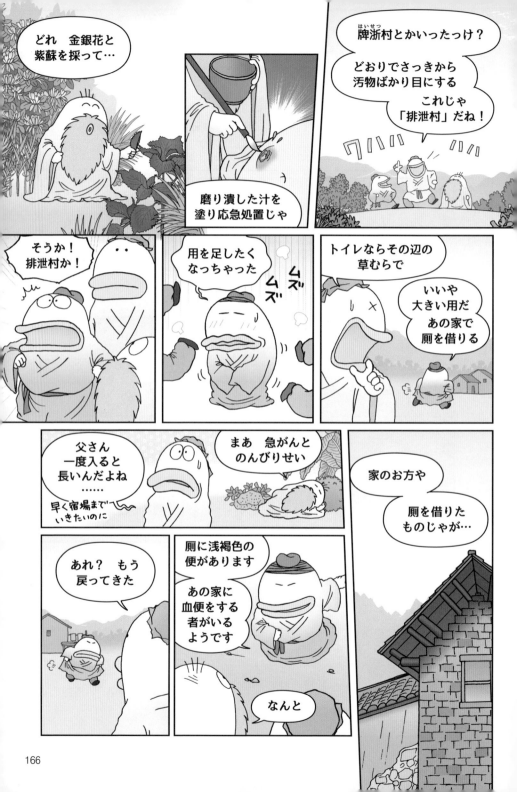

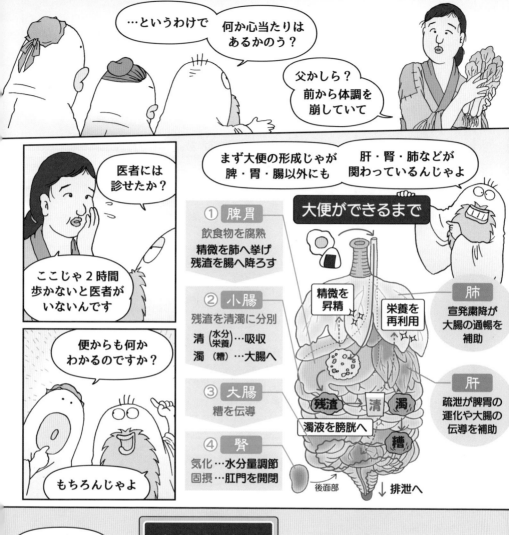

…というわけで　何か心当たりはあるかのう？

父かしら？前から体調を崩していて

医者には診せたか？

ここじゃ2時間歩かないと医者がいないんです

便からも何かわかるのですか？

もちろんじゃよ

まず大便の形成じゃが脾・胃・腸以外にも　肝・腎・肺などが関わっているんじゃよ

大便ができるまで

① 脾胃
飲食物を腐熟
精微を肺へ挙げ残渣を腸へ降ろす

② 小腸
残渣を清濁に分別
清（水分）（栄養）…吸収
濁（糟）…大腸へ

③ 大腸
糟を伝導

④ 腎
気化…水分量調節
固摂…肛門を開閉

精微を昇精
栄養を再利用
残渣 → 清　濁
濁液を膀胱へ
糟
後面部
↓排泄へ

肺　宣発粛降が大腸の通暢を補助

肝　疏泄が脾胃の運化や大腸の伝導を補助

それで便からいろんな臓腑の状態がわかるということか

大便を診る

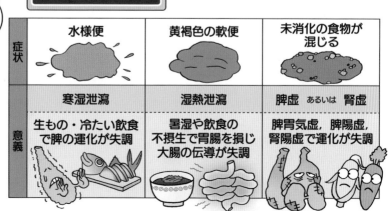

	水様便	黄褐色の軟便	未消化の食物が混じる
症状			
意義	寒湿泄瀉 生もの・冷たい飲食で脾の運化が失調	湿熱泄瀉 暑湿や飲食の不摂生で胃腸を損じ大腸の伝導が失調	脾虚 あるいは 腎虚 脾胃気虚，脾陽虚，腎陽虚で運化が失調

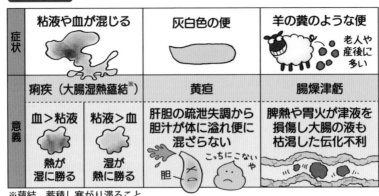

症状	粘液や血が混じる	灰白色の便	羊の糞のような便 老人や産後に多い
意義	痢疾（大腸湿熱蘊結※） 血＞粘液 熱が湿に勝る ／ 粘液＞血 湿が熱に勝る	黄疸 肝胆の疏泄失調から胆汁が体に溢れ便に混ざらない こっちにこないや	腸燥津虧 脾熱や胃火が津液を損傷し大腸の液も枯渇した伝化不利

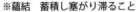

※蘊結　蓄積し塞がり滞ること

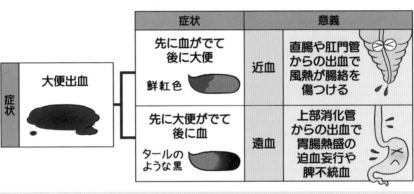

	症状		意義
症状 大便出血	先に血がでて後に大便 鮮紅色	近血	直腸や肛門管からの出血で風熱が腸絡を傷つける
	先に大便がでて後に血 タールのような黒	遠血	上部消化管からの出血で胃腸熱盛の迫血妄行や脾不統血

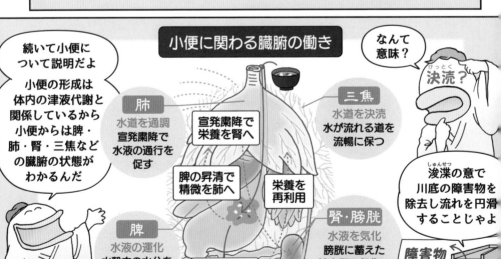

小便を診る

症状	意義			症状	意義
小便が薄く多い	虚寒証			小便が濃く少ない	実熱証
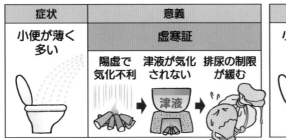	陽虚で気化不利	津液が気化されない	排尿の制限が緩む	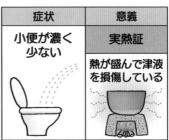	熱が盛んで津液を損傷している

	尿に血が混じる	尿に砂石が混じる	米汁様に混濁した尿
症状	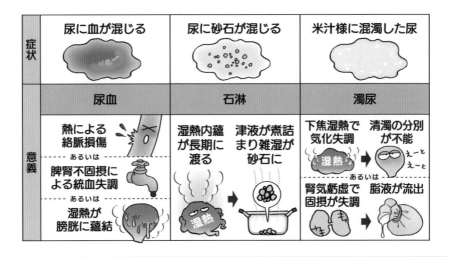		
	尿血	石淋	濁尿
意義	熱による絡脈損傷 あるいは 脾腎不固摂による統血失調 あるいは 湿熱が膀胱に蘊結	湿熱内蘊が長期に渡る 津液が煮詰まり雑湿が砂石に	下焦湿熱で気化失調 清濁の分別が不能 えーと えーと あるいは 腎気虚虧虚で固摂が失調 脂液が流出

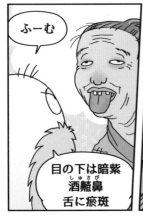

ふーむ

目の下は暗紫
酒齇鼻（しゅさび）
舌に瘀斑

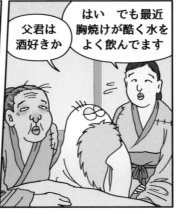

父君は酒好きか

はい　でも最近胸焼けが酷く水をよく飲んでます

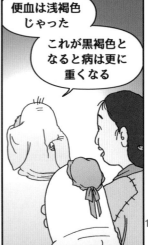

便血は浅褐色じゃった

これが黒褐色となると病は更に重くなる

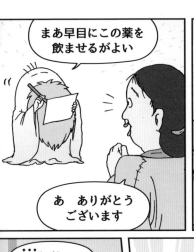

まあ早目にこの薬を飲ませるがよい

あ　ありがとうございます

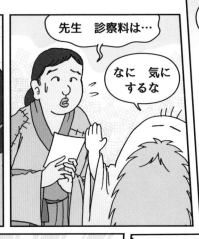

先生　診察料は…

なに　気にするな

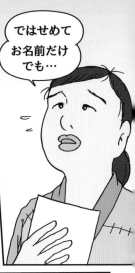

ではせめてお名前だけでも…

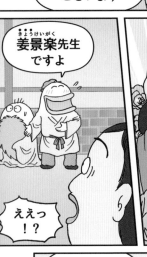

姜景楽先生ですよ

ええっ！？

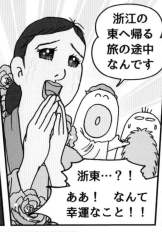

浙江の東へ帰る旅の途中なんです

浙東…？！

ああ！　なんて幸運なこと！！

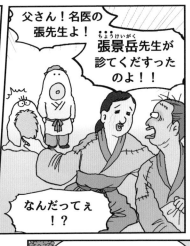

父さん！名医の張先生よ！

張景岳先生が診てくだすったのよ！！

なんだってぇ！？

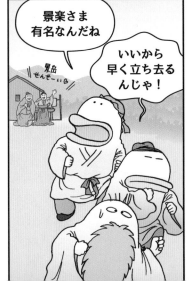

景楽さま有名なんだね

いいから早く立ち去るんじゃ！

景岳せんせーい

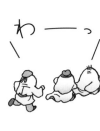

わ――っ

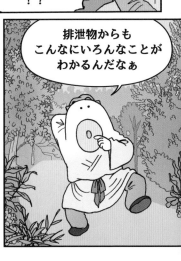

排泄物からもこんなにいろんなことがわかるんだなぁ

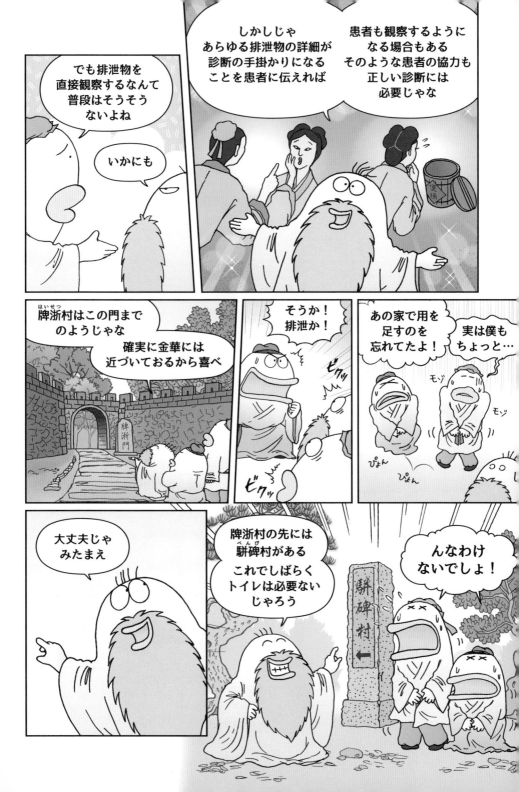

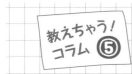

教えちゃう！コラム⑤

気の運動は
永遠の循環

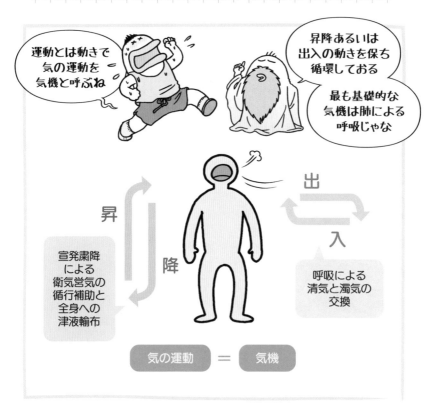

運動とは動きで気の運動を気機と呼ぶね

昇降あるいは出入の動きを保ち循環しておる

最も基礎的な気機は肺による呼吸じゃな

出

入

昇

降

宣発粛降による衛気営気の循環補助と全身への津液輸布

呼吸による清気と濁気の交換

気の運動　＝　気機

第11話
教えて！崔軫さん

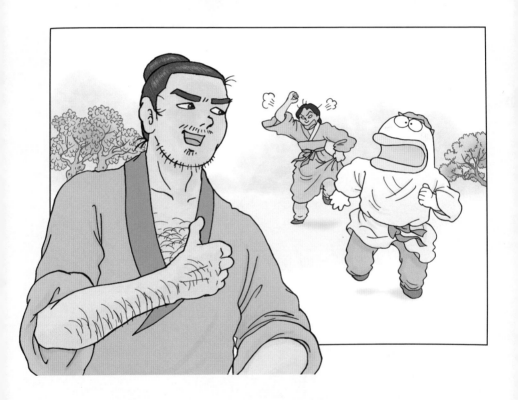

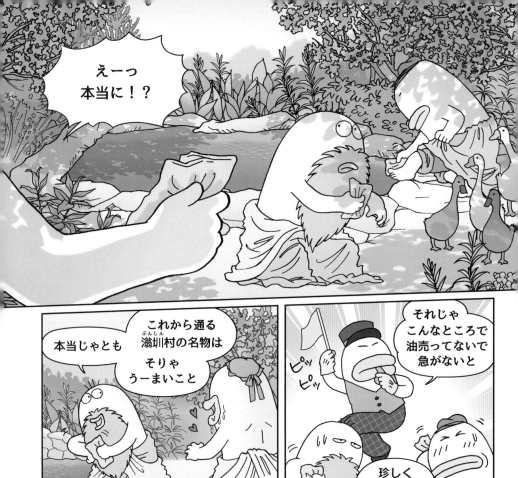

えーっ
本当に！？

これから通る
瀾洲村（ぶんしん）の名物は

そりゃ
うーまいこと

本当じゃとも

それじゃ
こんなところで
油売ってないで
急がないと

ピッ
ピッ

珍しく
やる気に
なっとる

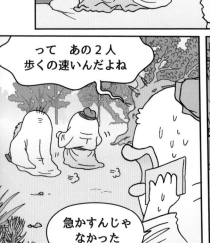

って　あの2人
歩くの速いんだよね

急かすんじゃ
なかった

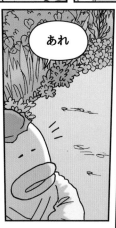

あれ

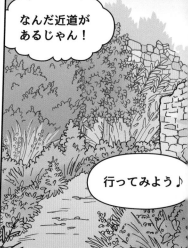

なんだ近道が
あるじゃん！

行ってみよう♪

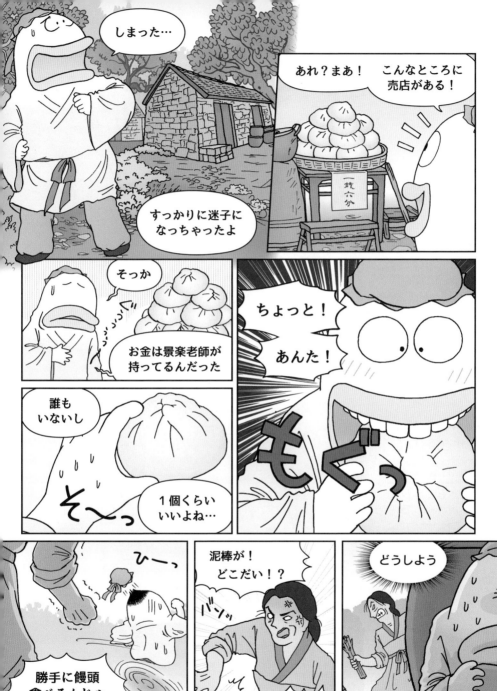

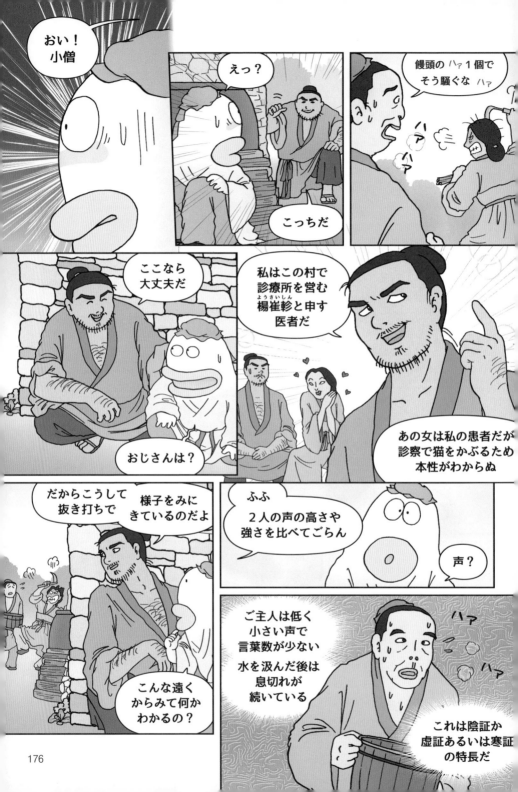

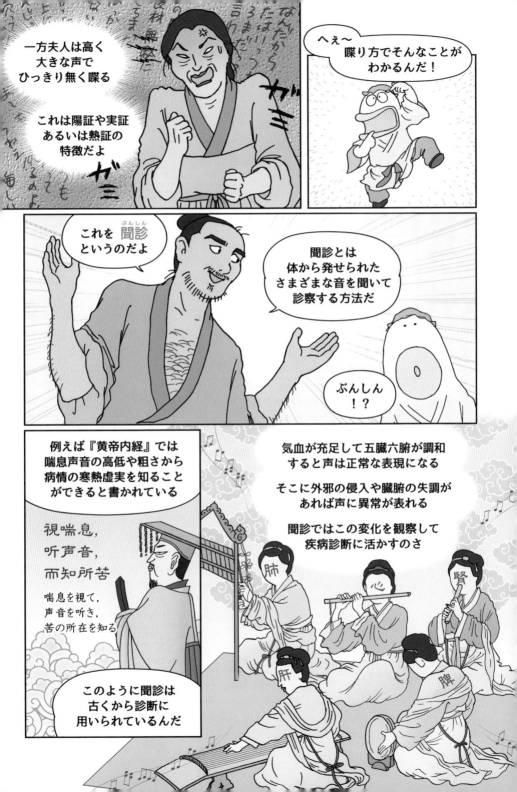

一方夫人は高く大きな声でひっきり無く喋る

これは陽証や実証あるいは熱証の特徴だよ

へぇ〜 喋り方でそんなことがわかるんだ！

これを 聞診(ぶんしん) というのだよ

聞診とは体から発せられたさまざまな音を聞いて診察する方法だ

ぶんしん！？

例えば『黄帝内経』では喘息声音の高低や粗さから病情の寒熱虚実を知ることができると書かれている

視喘息,
听声音,
而知所苦

喘息を視て,
声音を听き,
苦の所在を知る

このように聞診は古くから診断に用いられているんだ

気血が充足して五臓六腑が調和すると声は正常な表現になる

そこに外邪の侵入や臓腑の失調があれば声に異常が表れる

聞診ではこの変化を観察して疾病診断に活かすのさ

肺 腎 肝 脾

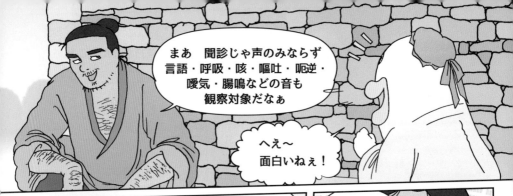

まあ　聞診じゃ声のみならず言語・呼吸・咳・嘔吐・呃逆・噯気・腸鳴などの音も観察対象だなぁ

へぇ～面白いねぇ！

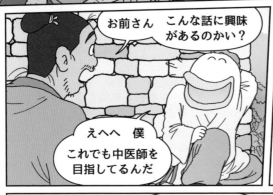

お前さん　こんな話に興味があるのかい？

えへへ　僕これでも中医師を目指してるんだ

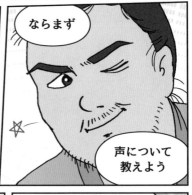

ならまず

声について教えよう

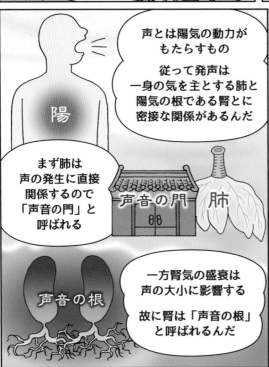

声とは陽気の動力がもたらすもの

従って発声は一身の気を主とする肺と陽気の根である腎とに密接な関係があるんだ

陽

まず肺は声の発生に直接関係するので「声音の門」と呼ばれる

声音の門　肺

一方腎気の盛衰は声の大小に影響する

故に腎は「声音の根」と呼ばれるんだ

声音の根

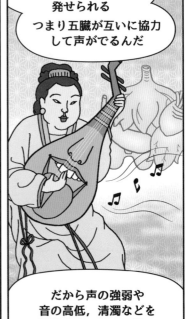

そして声は喉や鼻，唇，歯，舌などを経て発せられる

つまり五臓が互いに協力して声がでるんだ

だから声の強弱や音の高低，清濁などを観察することで五臓の状態がわかるってわけさ

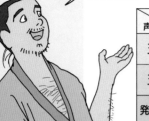

『黄帝内経』では五声と
五音が紹介されていて

声と五臓と精気との
関係性がわかるんだ

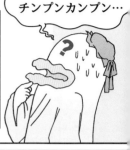

うぅ〜ん
表になってても
チンプンカンプン…

声＼五臓	肝	心	脾	肺	腎
五声	呼	笑	歌	哭	呻
五音	角	徴	宮	商	羽
発声部位	舌	歯	喉	口	唇

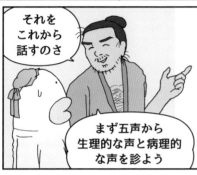

それを
これから
話すのさ

まず五声から
生理的な声と病理的
な声を診よう

五臓	五声	生理的な声	病理的な声
肝	呼	伸びる声	焦慮な叫び声
心	笑	軽やかな声	壮大な笑い声
脾	歌	太く重厚な声	緩慢な歌声
肺	哭	高く大きな声	悲壮な泣き声
腎	呻	澄んだ声	低く微弱な呻き声

次は五音
つまり音色に
ついてだ

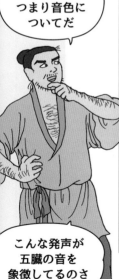

五臓	五音	発声方法	生理的な音	病理的な音
肝	角 jiǎo	舌を縮める	調和の取れた伸びる音	肝風内動の巻き舌
心	徴 zhǐ	舌を歯茎に付ける	抑揚が悠々とした音	神昏の舌の硬直
脾	宮 gōng	喉中から発声する	力のある沈濁な音	語るも億劫喉で話す ……
肺	商 shāng	口を大きく開く	よく響くクリアな音	大口を開き呼吸する
腎	羽 yǔ	唇を窄める	細くシャープな音	声が細く震える

こんな発声が
五臓の音を
象徴してるのさ

五臓が調和すれば
滑舌がよく高音も低音も
美しく張りのある
伸びやかな発声だね

五臓に問題があり
口・歯・舌などに
異常があると五音にも
影響して表れるんだね

声音の疾病を診る

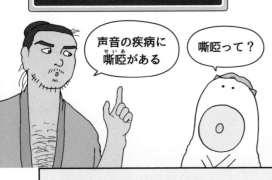

声音の疾病に嘶唖がある

嘶唖って？

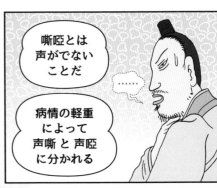

嘶唖とは声がでないことだ

……

病情の軽重によって声嘶と声唖に分かれる

1 嘶唖を診る

声嘶（せいせい） ── 声が低く濁ったり擦れてはっきり聞こえないもの

声唖（せいあ） ── 失音を指し発音が全くできないもの

新病（急性）の声嘶や声唖
実証に属す
多くは外感風寒や風熱，寒熱の両気による襲肺，痰濁壅滞などによって肺気が不宣となり清粛が失調したもの

久病（慢性）の声嘶や声唖
虚証に属す
多くは精気内傷や肺腎陰虚で虚火を生じ肺の津液が損傷して声がでないもの

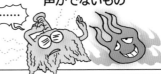

実証の声嘶や声唖は二胡のなかに物を入れてしまうと音が響かんのに似ているだろう？

だから「金実不鳴」とも呼ばれるんだ

虚証の声嘶や声唖は二胡の革が破れて音がでなくなったのに似ているね

こっちは「金破不鳴」と呼ばれるんだね！

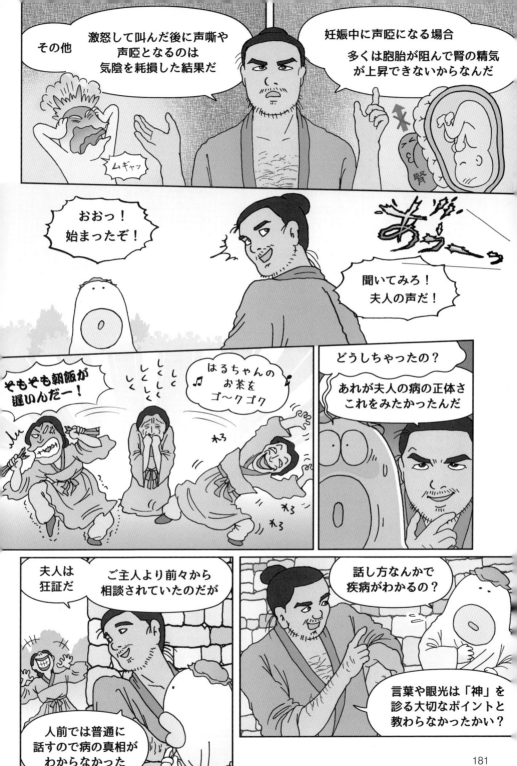

181

言語の異常を診る

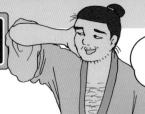

つまり言語の異常には
主に神志の異常が
表れるってわけさ

1 狂言・癲語を診る

狂言・癲語 きょうげん・てんご	どちらも神志が錯乱し，意識障害にあるなかで 支離滅裂な発言をする

	症状	意義		症状	意義
狂言	・罵る・笑う・歌う などめまぐるしく 行動を変える ・でたらめをいって 騒がしい	熱証・陽証に属す 多くは痰火擾上や 肝胆鬱火が原因 	**癲語**	・支離滅裂な独り言 あるいは全く喋らない ・泣いたり笑ったり ・めまぐるしい ・精神恍惚 ・人に会うのを嫌う	陰証に属す 多くは痰濁鬱閉や 心脾両虚が原因

2 独語と錯語を診る

独語・錯語 どくご・さくご	神志は清明だが意識が遅鈍な状態で出現する言語の 異常　虚証の患者に多くみられる

	症状	意義		症状	意義
独語	・ぶつぶつ独り言 ・他人がいると止む ・動作や反応が遅鈍 ・倦怠，健忘	心気血不足で 心神が営養 されない ――あるいは―― 痰濁内盛が 心竅を蔽い 神明が乱れる 	**錯語**	・話す内容が 支離滅裂で自身も 自覚をしているが 自制できない	肝鬱気滞 痰濁内阻 瘀血内結などの 心神蒙蔽 ――あるいは―― 心脾両虚で 神気不足

3 譫語と鄭声を診る

譫語・鄭声 せんご・ていせい	神志が昏迷な状況で出現する言語の異常 病情が重く失神状態にある

	症状	意義		症状	意義
譫語	・神志昏迷 ・空想ばかり話す ・往々にして身熱 煩躁を伴う 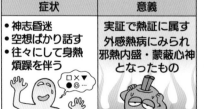	実証で熱証に属す 外感熱病にみられ 邪熱内盛・蒙蔽心神 となったもの	**鄭声**	・声は低く微力で同 じ言葉を繰り返す ・時折途切れて最後 まで喋れない 	臓腑精気が奪われ 精神が錯乱し神明を 統制できない虚証

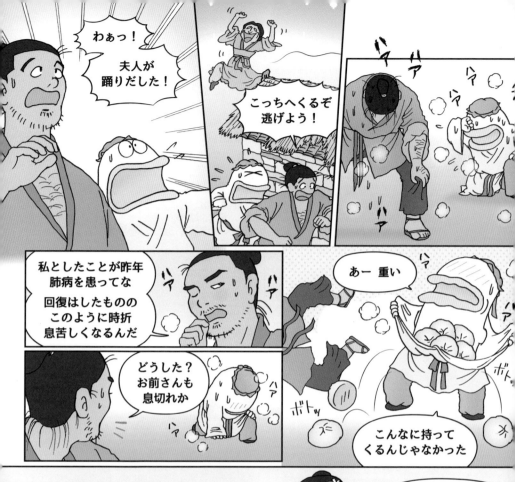

呼吸の異常を診る

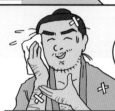

息切れにはこのように
寒熱，虚実，軽重の
区別があるんだ

症状	意義	症状	意義
病人の呼吸が正常	病は体にあり気に及んでいない	呼吸が速く粗い	実証 熱証
病人の呼吸が異常	体にも気にも病がある	呼吸が遅く微弱	虚証 寒証

> 呼吸からわかる失調には
> 他にもたくさんあるね

1 喘症を診る

喘症 （ぜんしょう）	呼吸が短く粗く困難で，ひどい場合は肩を震わせ横になれない

症状	意義	症状	意義
呼吸：粗 音：高 発作は急激 首を仰け反る	肺の実熱 ------あるいは------ 痰飲内停	呼吸：粗 音：低 発作は緩慢 動くと増悪するが 深呼吸すると緩和	肺の気陰両虚 ------あるいは------ 腎不納気

2 哮症を診る

哮症 （こうしょう）	呼吸が粗く，笛のような高音の痰鳴音がある 反復的に発作して治り難い

寒哮 （かんこう）	●冬〜春季に好発 ●寒さが要因で発作する	熱哮 （ねっこう）	●夏〜秋季に好発 ●気候が燥熱な時期に発作する

症状	症状	症状	症状
倦怠乏力，自汗， 動くと増悪	希薄な痰，胸悶， 顔色が青い， 四肢の冷え	喉の乾燥，痰なし 盗汗，五心煩熱	痰鳴音がある 黄色く粘る痰 顔や体が紅い

意義	意義	意義	意義
陽虚による 痰飲内停で宣発 できない	寒飲が内盛で 陽気の宣発を 妨害する	陰虚火旺で虚火が 陰を損じて肺気の 出納が失調する	熱痰が肺を壅ぎ 肺気が清粛できず 上逆する

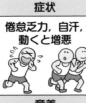

③ 上気を診る

上気	粗い呼吸　呼気が多く吸気が少ない

実証

症状	症状
• 呼吸が粗い • 希薄な痰が多い • 喉に痰鳴音 • 呼気が快い • 横になれない	• 呼吸が粗い • 痰が多い • 悪寒発熱 • 顔や目の浮腫
意義	**意義**
痰飲が肺を阻み 気が喉部で 逆行する	外邪が肺に 侵入し気が 喉部で逆行

虚証

症状
• 呼吸が粗い • 乾いた咳 • 痰が少ないか 　切りにくい • 盗汗，五心煩熱
意義
陰虚火旺から 痰を形成し 肺気が逆行する

④ 短気を診る

短気	呼吸がせわしく円滑に続かない

実証

症状	意義
• 水のような痰が 　でて量が多い • 咳喘，胸悶	水飲阻滞で胸中の 気機が阻害され 肺気不利※になる

虚証

症状	意義
• 少気，乏力，自汗 • 動くと増悪する • 感冒に罹りやすい	肺気不足から 肺気不利になる

⑤ 少気を診る

少気	呼吸が弱くせわしい 話声も微弱で力がなく円滑に続かない

症状	意義
• 倦怠感があり発言するのが億劫 • 色艶の欠けた顔色 • 会話の最中に気の不足を 　自覚し深呼吸をする 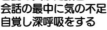	全身の 陽気不足

⑥ 気粗を診る

気粗	鼻呼吸が粗い，あるいは微弱なこと

実証

症状	意義
• 鼻呼吸が粗い • 関節痛や心腹脹満	外感六淫の邪や 痰濁内盛による 胸中の気機不利

虚証

症状	意義
• 鼻呼吸が微弱 • 自汗，疲れやすい • 舌に歯痕	肺気不足による 肺気不利

※肺気不利　肺気の粛降や水道を通調する作用に障害が生じること。主に外感病に用いられ，肺気不利は主に内傷雑病に用いられる用語。肺気不宣とほぼ同義だが，肺気不宣は

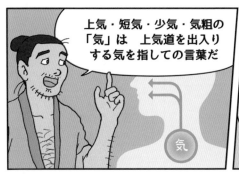

上気・短気・少気・気粗の「気」は　上気道を出入りする気を指しての言葉だ

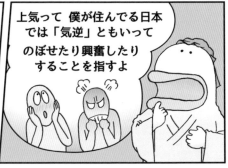

上気って　僕が住んでる日本では「気逆」ともいってのぼせたり興奮したりすることを指すよ

中医学では体の失調をとても繊細に観察する

例えば気の上逆ならまずそれがどの臓腑の気なのかを考えるんだ

そして気だけの上逆なのか水飲や痰や血を伴うのかを診る

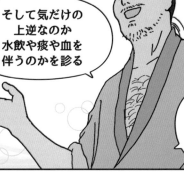

更にはその痰や血は熱を帯びているのかなど細かに観察して治療に活かすんだ

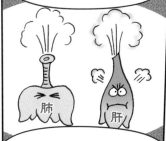

肺の「気」が逆行する病態では通常　呼吸の乱れなどの症状が表れる

肺　肝

「気」が上逆する病証は肺・胃・肝の臓に多いが

のぼせや煩は肝気上逆に多くみられ気に追随して「火熱」が上炎しているのさ

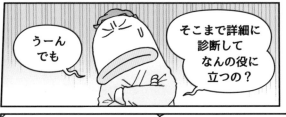

うーんでも

そこまで詳細に診断してなんの役に立つの？

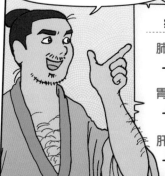

治療の方向性が定まって適切に薬を選べるのさ！

例えば気の上逆でも臓腑が違えばこんな感じだ

病機	治法と中薬
肺気の上衝	降気平喘 杏仁
胃気の上衝	降逆 代赭石
肝気の上衝	平肝 菊花

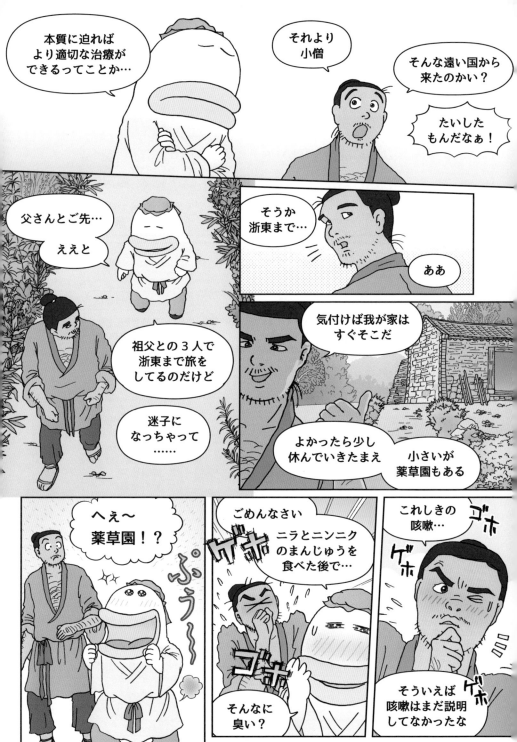

187

咳嗽を診る

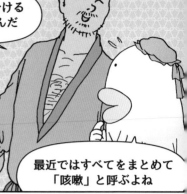

咳嗽は3つに分ける
ことができるんだ

咳（がい）	… 音はでるが痰がない
嗽（そう）	… 痰があるが音がない
咳嗽（がいそう）	… 音があり痰がある

最近ではすべてをまとめて
「咳嗽」と呼ぶよね

1 外感による咳嗽を診る

症状	症状	症状
• 重濁な音の咳 • 白く希薄な痰 • サラサラした鼻水 • 頭や体の痛み • 強い悪寒，発熱	• 通りの悪い音の咳 • 黄色い痰 • 口が渇き咽が痛む • 発熱 • やや悪寒	• 澄んで乾いた 　音の咳 あるいは 　かすれた咳 • 痰は無いか少ない • 口や咽が乾燥
意義	**意義**	**意義**
風寒束肺	風熱犯肺	燥邪傷肺
風寒邪が 体に侵入し 肺の粛降が 失調する　風寒邪	風熱邪が 肺を襲い 肺気不宣 になる　風熱邪	燥邪が肺の 津液を傷つけ 潤いを失い 肺の粛降が 失調する

2 内傷雑病による咳嗽を診る

	症状	意義	症状	意義
実証	• 痰が多く粘稠 • 痰が絡むと咳き込む • 痰を切ると止まる • 胃のもたれ • 脘腹脹悶 • 悪心を伴う	痰湿阻肺 脾虚で水湿が 運化されず湿が 痰になり肺を塞ぐ 脾は 生痰の源 肺は 貯痰の器	• 咳をすると脇が痛む • 詰め綿のような痰 • 口や咽が乾燥する • 怒りやすい • 胸悶	肝火犯肺 怒りで肝が傷つき 肝鬱が火を生み 五行相克関係を 崩した木火刑金に よる上気 木侮金

188

2 内傷雑病による咳嗽を診る
つづき

虚証による咳にも
特徴があるよ

<table>
<tr><td rowspan="9">虚証</td><td colspan="1">症状</td><td>意義</td><td>症状</td><td>意義</td></tr>
<tr>
<td>
・促迫な呼吸を伴う咳
・呼吸困難
・痰は希薄で泡沫状
・顔が浮腫む
・咳で尿が漏れる
・息切れ
・動くと咳が増悪
</td>
<td>
腎陽虚衰

気化が　→　水湿が
失調し　　上昇し
水湿が　　肺気が
溢れる　　上逆する
</td>
<td>
・長期に及んで咳が
　続く
・しわがれた咳
・粘稠で量の少ない
　あるいは 血が滲む痰
・痩せ
・潮熱，煩躁，盗汗
</td>
<td>
陰虚火旺

熱病の後期や
平素から肺に
潤いがなく
宣粛が失調する
</td>
</tr>
</table>

3 疾病による咳嗽を診る

<table>
<tr><td>症状</td><td>意義</td><td>症状</td><td>意義</td></tr>
<tr>
<td>
・鷺の鳴声に似た音
　(鷺鷥鳴)が咳の
　ろしめい
　終わりに鳴る
・軽度の痙攣性の咳
　で発作が群発する
・5歳以下の小児に
　多く冬春に好発
</td>
<td>
鈍咳
どんこう
(百日咳)

痰と邪が気道に
停滞し肺気の
粛降が不利となる
</td>
<td>
・犬が吠えるような音
・乾いた咳が続く
・呼吸が苦しく灰色
　の膜が咽喉を覆い
　拭うと出血する
・声はかすれて
　煩躁不安を伴う
</td>
<td>
白喉病
はっこうびょう
(ジフテリア)

疫毒が内伝し
裏熱熾盛となる
</td>
</tr>
</table>

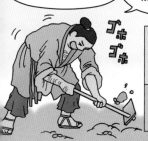

症状がでる時刻にも
ヒントがあるから
参考にしたまえ

このように日中は自然界の
陽気が盛んになり熱邪や
燥邪を刺激して発作する

反対に夜間は自然界の
陽気が衰えて

体が水湿を気化する
作用が弱まり発作
するんだね

昼間に ひどくなる咳	夜間に ひどくなる咳
熱 あるいは 燥	脾腎虚衰 あるいは 痰湿内盛

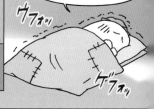

189

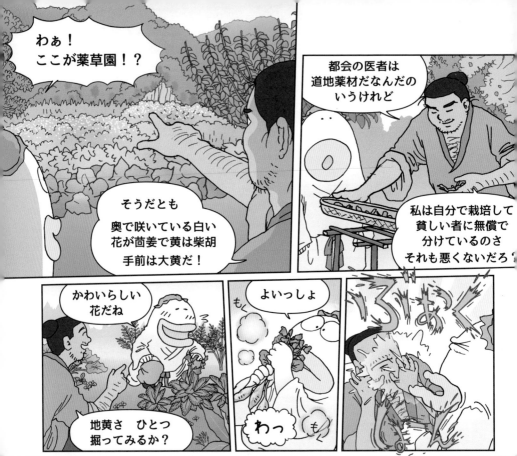

噴嚏を診る

噴嚏 （くしゃみ） ふんてい	肺気が上衝し鼻から噴出することで発声される声音 健常者が異物や刺激性の気体でくしゃみをするのは正常	
症状	**症状**	**症状**
・くしゃみが頻発 ・鼻水が流れる ・声が低く重い ・悪寒，発熱 ・脈象が浮	・くしゃみ ・鼻水が流れる ・倦怠乏力自汗 ・気短，低い声 ・感冒しやすい	長患いの 患者で突然 くしゃみが 頻発する
意義	**意義**	**意義**
風寒の邪気が肺に侵入して宣発粛降を失調させ鼻竅の通りが不利になる	肺気不足で肺気が不利になる	陽気の快復で病情が好転する兆し

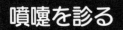
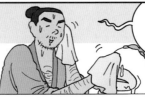

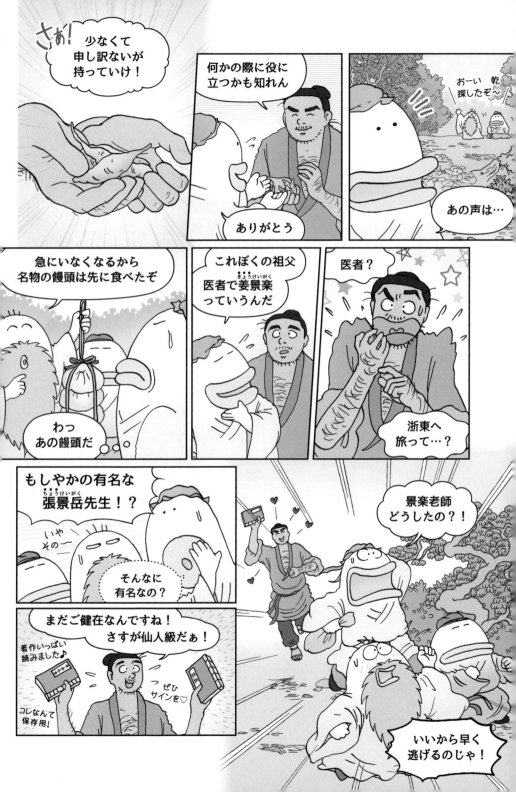

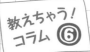

教えちゃう！
コラム ⑥

仲良く協調
臓腑の気機

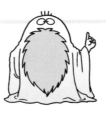

臓は互いに協調して
いくつかの主幹的
循環を生みだす

その循環は昇降や
出入の対立する
動きで成り立つぞ

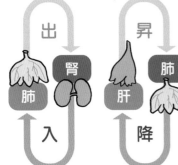

出	昇	昇	昇
肺　腎	肝　肺	脾　胃	腎　心
入	降	降	降

肺の宣発 腎の納気	肝の上達 肺の粛降	脾の昇精 胃の降濁	腎の滋水 心の温陽
呼吸の気機	全身の気機	水穀の気機	天地の気機
肺の宣発と腎の納気作用で呼吸が調和する	肝の疏泄が上方へ，肺の粛降が下方へ気を通暢する	胃は食物を腐熟し脾へ降ろし脾は精微を上焦へあげる	心の陽気が腎陽を温め腎水が心火を抑制して調和を保つ

第12話
中秋の月夜に響く音

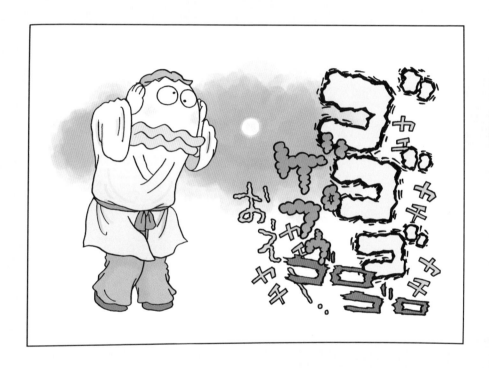

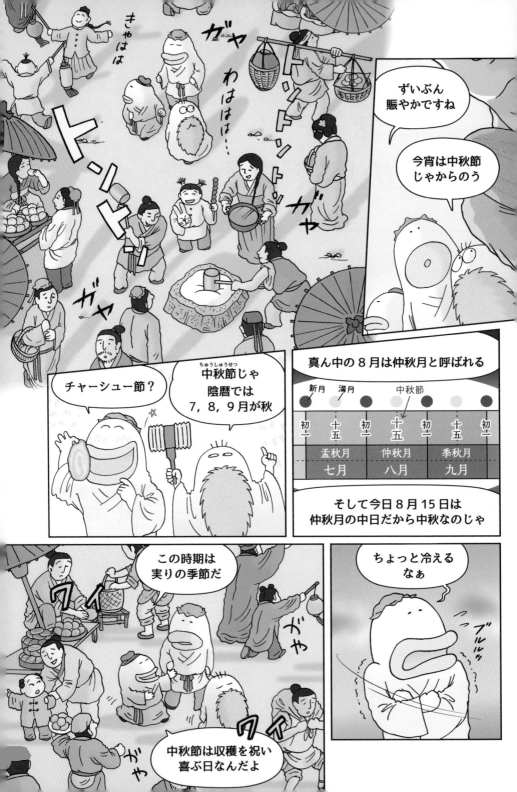

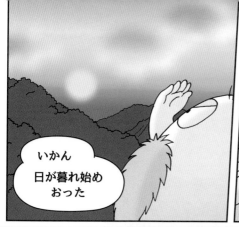

いかん
日が暮れ始め
おった

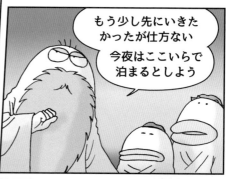

もう少し先にいきた
かったが仕方ない
今夜はここいらで
泊まるとしよう

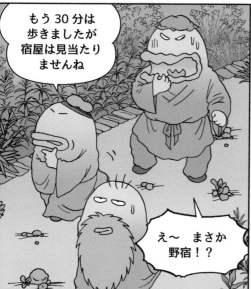

もう30分は
歩きましたが
宿屋は見当たり
ませんね

え〜　まさか
野宿！？

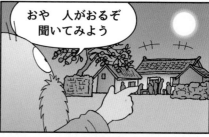

おや　人がおるぞ
聞いてみよう

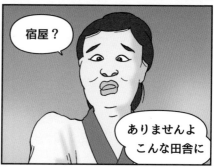

宿屋？

ありませんよ
こんな田舎に

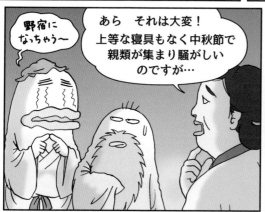

野宿に
なっちゃう〜

あら　それは大変！
上等な寝具もなく中秋節で
親類が集まり騒がしい
のですが…

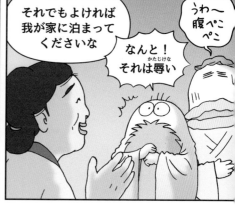

それでもよければ
我が家に泊まって
くださいな

うわ〜
腹ぺこ
ぺこ

なんと！
それは辱（かたじけな）い

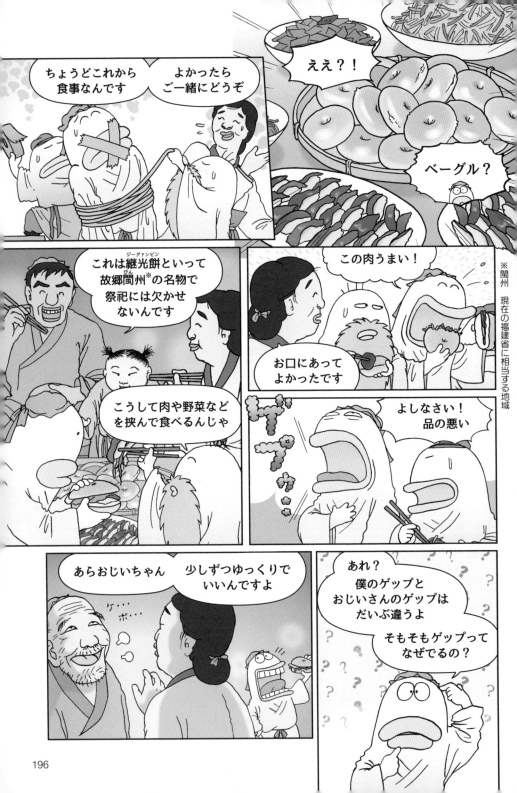

ほほ

げっぷは中医学で
噯気（あいき）や噫気（あいき）と書く
酸腐臭のするものは
噯腐（あいふ）とも呼ぶのう

噯気は胃中の気が
上逆してでる際に
発する音じゃよ

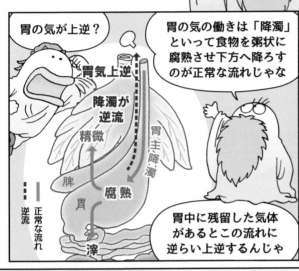

胃の気が上逆？

胃の気の働きは「降濁」
といって食物を粥状に
腐熟させ下方へ降ろす
のが正常な流れじゃな

胃気上逆

降濁が逆流

精微

胃主降濁

脾

腐熟

胃

滓

逆流　正常な流れ

胃中に残留した気体
があるとこの流れに
逆らい上逆するんじゃ

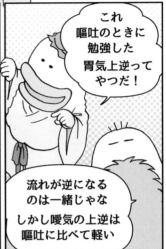

これ
嘔吐のときに
勉強した
胃気上逆って
やつだ！

流れが逆になる
のは一緒じゃな

しかし噯気の上逆は
嘔吐に比べて軽い

噯気を診る

そしてその原因は
虚実に大別でき声色は
診断の鍵になるぞ

	実証		虚証
症状	● 噯気の音が重く濁る ● 酸腐した臭気がある ● 脘腹部に脹痛, 拒按※ ● 食事を食べたくない	● 高く通る音の噯気が頻繁にでる ● 胸悶・両脇の脹痛 ● 溜息すると爽快 ● 怒りっぽい	● 音が低く弱く断続的 ● 水痰や涎を吐く ● 食が細く脘腹脹満 ● 息切れ, 乏力
	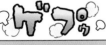	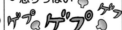	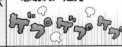
	食滞中焦	肝気犯胃	脾胃虚弱
意義	暴飲暴食で飲食物が中焦に停滞 ➡ 気機が阻害され胃気上逆	憤怒から肝を傷つけ肝気が鬱結 ➡ 胃を犯し胃気が上逆	運化が失調し脾気が昇清せず胃気が降濁できず上逆
	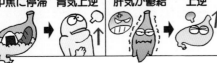		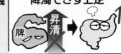

※拒按　患部を手で押さえたりするなど圧迫すると不快なこと

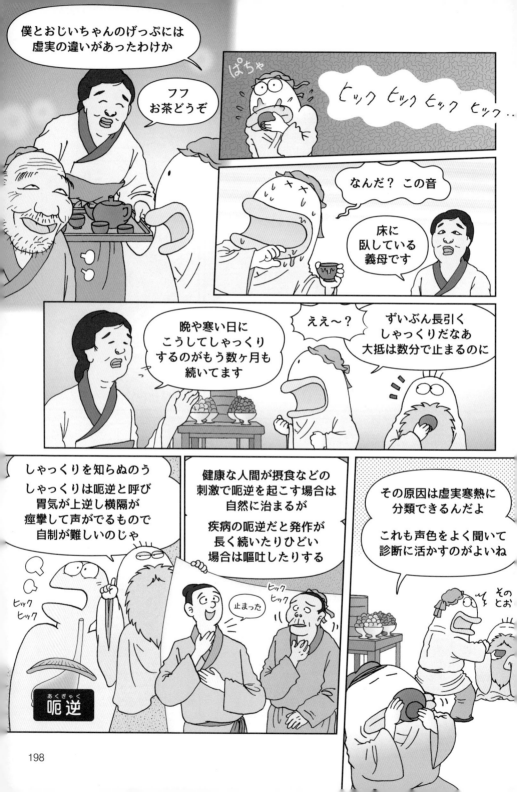

僕とおじいちゃんのげっぷには
虚実の違いがあったわけか

フフ
お茶どうぞ

ぱちゃ

ヒック ヒック ヒック ヒック…

なんだ？ この音

床に
臥している
義母です

晩や寒い日に
こうしてしゃっくり
するのがもう数ヶ月も
続いてます

ええ〜？

ずいぶん長引く
しゃっくりだなあ
大抵は数分で止まるのに

しゃっくりを知らぬのう
しゃっくりは呃逆と呼び
胃気が上逆し横隔が
痙攣して声がでるもので
自制が難しいのじゃ

ヒック
ヒック

あくぎゃく
呃逆

健康な人間が摂食などの
刺激で呃逆を起こす場合は
自然に治まるが
疾病の呃逆だと発作が
長く続いたりひどい
場合は嘔吐したりする

止まった

ヒック
ヒック

その原因は虚実寒熱に
分類できるんだよ

これも声色をよく聞いて
診断に活かすのがよいね

その
とお

呃逆を診る

	寒証		熱証	
	症状	意義	症状	意義
実証	• 急に発症，音は低くゆっくりで力がある • 胃脘部が冷えて脹満し痛み温めると緩和 • 四肢や体の冷え • 舌苔白，遅脈 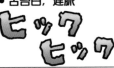	寒邪が脾陽を損傷 胃気の降濁が失調して上逆 	• 急に発症，音は大きくはっきりしている • 頻繁に発作する • 口渇，煩躁 • 口臭，便秘 • 舌質紅，舌苔黄，弦数脈 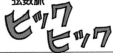	ストレスから肝の疏泄が失調 気鬱化火で肝火が胃を犯す
虚証	• 音が低く弱く発作が長く続く • 息切れ，乏力 • 四肢や体の冷え • 脘腹脹満 • 食が細く便溏 • 舌苔白，沈脈 	脾腎の陽の衰え 中焦の気機が円滑に流れず胃気が上逆	• 切迫した音で頻繁に発作するが続かない • 咽や口の渇き • 潮熱，煩躁 • 胃脘部に焼けるような痛み • 舌紅，苔少，細数脈 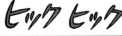	熱病で胃の津液を大きく損う あるいは 辛いものの食べ過ぎ ↓ 胃陰を損傷して胃の潤いを損じ胃気が上逆

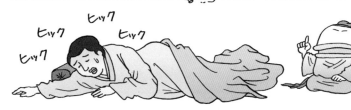

久しく床に臥していた病人が突然呃逆するのは胃気衰敗の危険な状態だよ

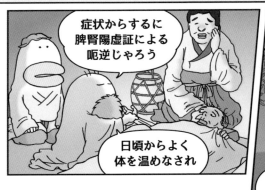

症状からするに脾腎陽虚証による呃逆じゃろう

日頃からよく体を温めなされ

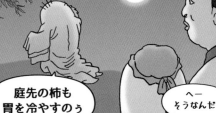

温性の羊肉や胡桃を食べて涼性の豚・鴨・蟹は避けるべし

庭先の柿も胃を冷やすのぅ

へーそうなんだ

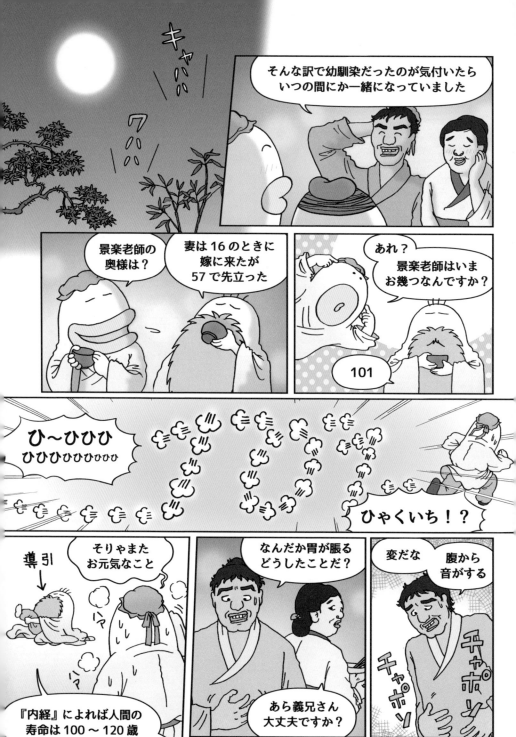

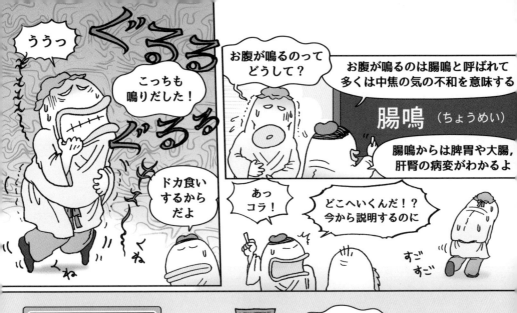

腸鳴を診る

聞いてるから
説明続けてよ

症状	意義	症状	意義
• 腸鳴に泄瀉を随伴 • しくしくした腹痛 • 温めると緩和 • 腰膝痠軟 • 体や四肢が冷える	**脾腎陽虚** 久病や寒涼薬で胃腸を損傷 → 陽虚で大腸が温煦されず伝導不利	• 雷のような音 • 脘腹の冷痛が頻繁 • 水を吐く • 大便は稀溏 • 体や四肢が冷える	**中焦寒湿内停** 冷たいものの食べ過ぎなど → 腹部が寒を受け脾胃の昇降が失調
• ゴロゴロ・ぐるぐると音がする • 脘腹脹満 • 吐き気・乾嘔 • 頭暈	**痰湿内盛** 痰湿が盛んで気機を阻滞 → 腸道の蠕動が失調	• 脘腹がしくしく痛む • 胸脇脹満 • 怒りやすい，噯気 • 食欲低下，便溏 • 怒った時に発生し気分爽快だと緩和する	**肝胃不和** イライラで肝の疏泄が失調 → 脾土を克し脾気が昇らない
• 太鼓のような音 • 裏急後重※ • 肛門が熱くヒリヒリ • 大便が臭い • 腹痛直後に便意 • 排泄後痛みが減る • 体が熱っぽく口苦	**大腸湿熱** 飲食の不摂生から湿熱が内生 → 大腸の気機を阻滞して蠕動作用が失調	裏急後重とは強い便意を催すがスッキリと排便せず，かつ肛門に下陥した感覚が残ることだよ	

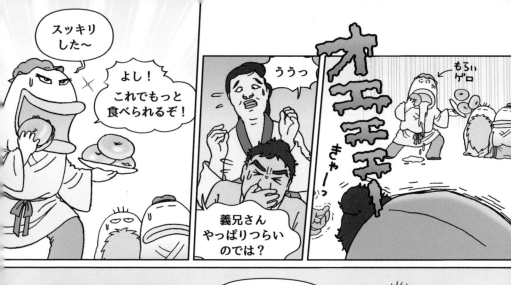

嘔吐を診る

嘔吐も声色から虚実寒熱がわかるがまずは下記の3種に分かれるんじゃ

大抵は嘔吐物と声が一緒にでるので「嘔吐」と呼ぶね

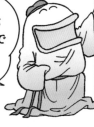

嘔（おう）	… 嘔吐時に声と嘔吐物がでる
乾嘔（かんおう）	… 吐き気がして嘔吐物ないが声だけでる
吐（と）	… 嘔吐時に声は出ず嘔吐物だけでる

1 実証嘔吐を診る

症状	● 嘔吐時の声は低い ● 先に水を吐き後に食物を吐く ● 脘腹の冷痛が強い ● 嘔吐した後は痛みが緩和	● 酸腐臭のある嘔吐物あるいは乾嘔で口が臭う ● 脘腹が脹満し拒按 ● 食べたがらない ● 噯気・胃酸過多	● 嘔吐時の声は鈍いあるいは乾嘔 ● 悪心やゲップを伴う ● 胸悶，脘腹や両脇の脹痛 ● 情志の影響を受けて嘔吐
	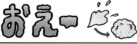	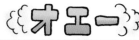	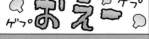
	寒湿犯胃	食積胃脘	肝胃不和
意義	飲食の不摂生で寒湿が内生 → 胃の降濁が失調して胃気が上逆 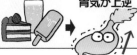	暴飲暴食などで胃脘部に食物が滞る → 胃の降濁が失調して胃気が上逆	イライラで肝の疏泄が失調 → 肝気が胃を犯して胃気が上逆 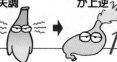

2 虚証嘔吐を診る

症状	脾胃陽虚	胃陰不足
症状	・嘔吐時の声は低く弱い ・毎食後に反胃※や嘔吐 ・嘔吐の量は少ない ・胸脘部に痞悶 ・脘腹がしくしく痛む 	・明瞭な発声の強烈な嘔吐 ・先に食物，後に水を吐く ・食事が入らず食べるとすぐ吐く ・咽や口の渇き 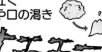
意義	脾陽が虚し脾の運化が失調 ➡ 胃の降濁も失調し胃気が上逆 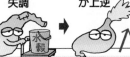	熱病後や刺激物の食べ過ぎ ➡ 胃陰不足から濡養が減少し胃気が上逆 ゴワ 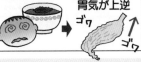

※反胃 次のコマからの説明を参照

反胃ってなあに？

摂取した食物が長い時間消化されず胃に停滞する症状だ

反胃は

「朝食暮吐，暮食朝吐」

朝食べたものを暮れに吐く
暮れに食べたものを朝吐く

などと例えられる

多くは
① 乱れた食生活
② 冷たい飲食物の摂り過ぎ
③ 過度な憂愁思慮

などで脾陽を損じて起こるよ

話を戻して嘔吐じゃが声音に注目し診るならばこのような具合じゃな

声	吐く勢い	嘔吐物	分析
微弱	緩慢	水っぽい	虚寒証
激しい	猛烈	粘り酸味や苦味がある	実熱証
噴射状の嘔吐			熱による神明の乱れ

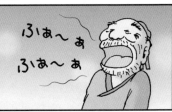

ふぁ〜ぁ
ふぁ〜ぁ

お疲れですか
遠慮なく先に休んでください

いやいや
わたしゃいつも眠くもないのに欠伸ばかりでてね

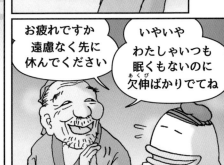
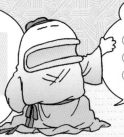

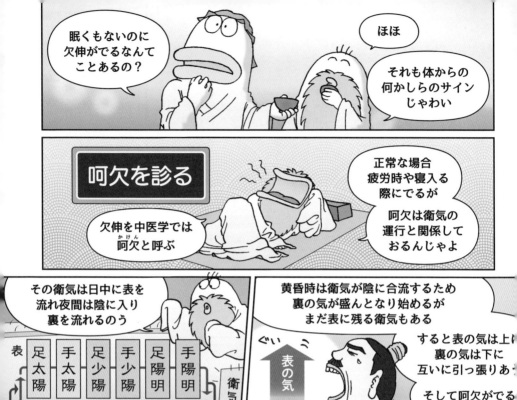

※本書P185 参照

病理的な呵欠は肝鬱や血瘀，
脾腎陽虚といったものにみられるね

症状	● ときどき呵欠がでる ● 精神的な抑圧を感じやすく怒りっぽい ● 悲しんだり泣いたりする ● 胸悶脇脹や咽の梗塞感	● 頻繁に呵欠がでる ● 胸悶，心悸，気短 ● 頭暈，耳鳴り ● 記憶力の減退	● 元気がなく疲れやすい ● 喋るのが億劫 ● 食欲減退，腹脹，便溏 ● 腰膝がだるく痛む ● 冷え，短気※ ● 尿が多い
	肝鬱気滞	気滞血瘀	脾腎陽虚
意義	思慮や憂愁から肝の疏泄が失調 ➡ 気機が通暢せず呵欠がでる	気滞や気虚で血行が不暢 ➡ 脈絡に瘀滞し陽気を阻害，宣発ができず呵欠が頻発	加齢・久病・先天不足などにより脾腎の陽が衰弱 ➡ 中焦で盛んとなった陰気が下へ牽引して呵欠が続く

第11話　呼吸の異常を診る・短気を診る参照

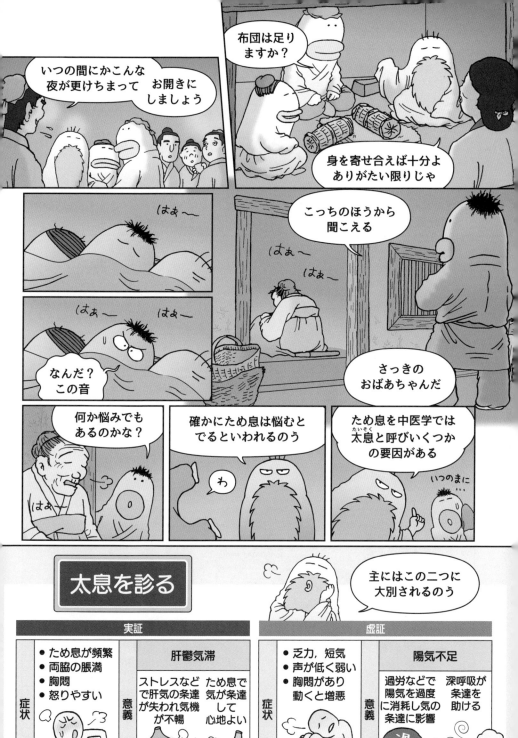

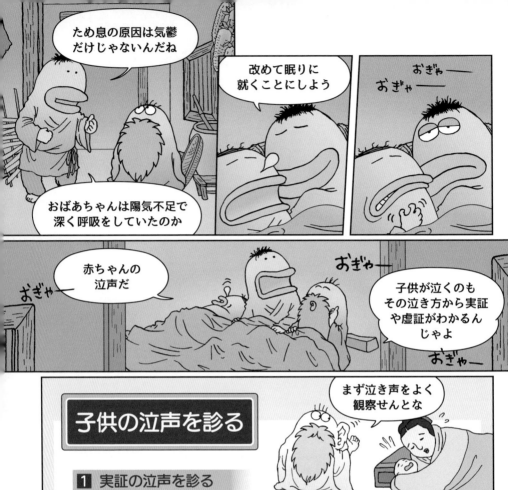

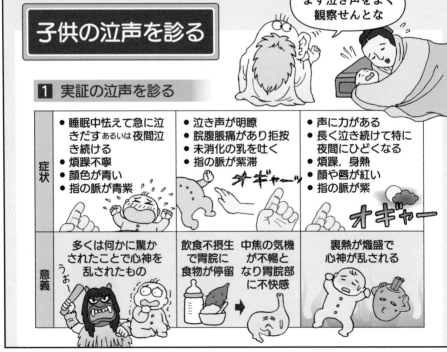

② 虚証の泣声を診る

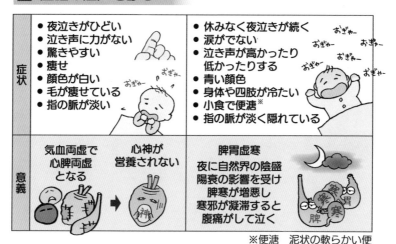

症状	・夜泣きがひどい ・泣き声に力がない ・驚きやすい ・痩せ ・顔色が白い ・毛が痩せている ・指の脈が淡い	・休みなく夜泣きが続く ・涙がでない ・泣き声が高かったり 　低かったりする ・青い顔色 ・身体や四肢が冷たい ・小食で便溏※ ・指の脈が淡く隠れている	
意義	気血両虚で 心脾両虚 となる → 心神が 営養されない	脾胃虚寒 夜に自然界の陰盛 陽衰の影響を受け 脾寒が増悪し 寒邪が凝滞すると 腹痛がして泣く	

※便溏　泥状の軟らかい便

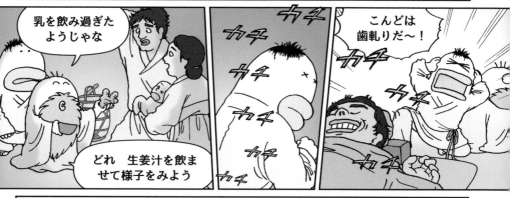

乳を飲み過ぎた
ようじゃな

どれ　生姜汁を飲ま
せて様子をみよう

こんどは
歯軋りだ〜！

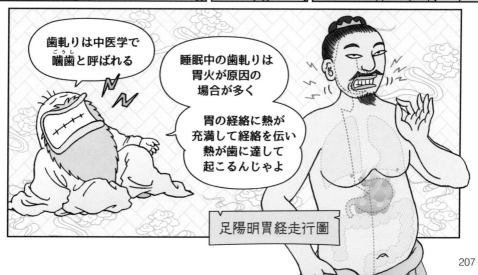

歯軋りは中医学で
噛歯（ごうし）と呼ばれる

睡眠中の歯軋りは
胃火が原因の
場合が多く

胃の経絡に熱が
充満して経絡を伝い
熱が歯に達して
起こるんじゃよ

足陽明胃経走行圖

207

噛歯を診る

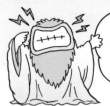

あるいは気血虚となった歯茎の筋絡に風邪が入り込むことでもおきるのう

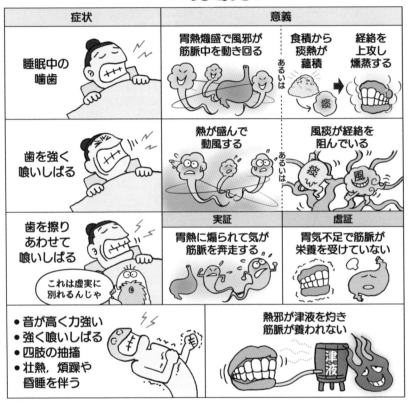

症状	意義	
睡眠中の噛歯	胃熱熾盛で風邪が筋脈中を動き回る	食積から痰熱が蘊積 → 経絡を上攻し燻蒸する あるいは
歯を強く喰いしばる	熱が盛んで動風する	風痰が経絡を阻んでいる あるいは
歯を擦りあわせて喰いしばる これは虚実に別れるんじゃ	**実証** 胃熱に煽られて気が筋脈を奔走する	**虚証** 胃気不足で筋脈が栄養を受けていない
● 音が高く力強い ● 強く喰いしばる ● 四肢の抽搐 ● 壮熱，煩躁や昏睡を伴う	熱邪が津液を灼き筋脈が養われない	

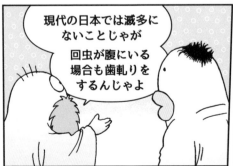

現代の日本では滅多にないことじゃが

回虫が腹にいる場合も歯軋りをするんじゃよ

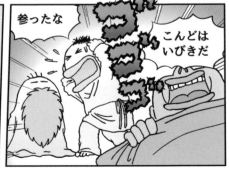

参ったな

こんどはいびきだ

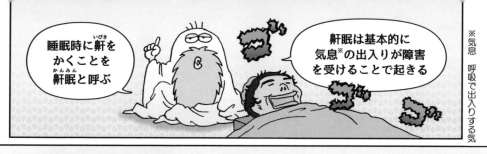

睡眠時に鼾（いびき）を
かくことを
鼾眠（かんみん）と呼ぶ

鼾眠は基本的に
気息※の出入りが障害
を受けることで起きる

鼾眠を診る

そして原因は虚実に
分かれるんだね

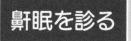

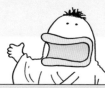

	症状	意義
実証	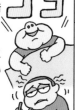 ・はっきりした鼾音 ・口を開けて呼吸 ・胸悶 ・睡眠中に無呼吸に なり日中に眠たい ・太っている ・痰が多い ・頭が重く気だるい	**痰瘀互結** 高脂質，甘味，飲酒や喫煙などで脾胃を損傷 → 痰濁が集結して気機を阻害し脈絡が瘀滞 → 気息が出入不利となって鼾眠

	症状	意義
虚証	・鼾や呼吸が反復して 一時的にとまる ・胸悶 ・心身の疲れ ・嗜眠や健忘 ・動くと気促 ・頭がぼんやりする	**肺脾気虚** 飲食不摂生で脾胃を損傷し肌肉が養われない → 気道が緩み狭窄し気息の出入りを阻害する あるいは 長患いの肺気不足で宗気が下陥する → 気道が緩み狭窄し気息の出入りを阻害する

人体は生きるうえ
でいろいろな音を
だすけれど

それぞれが体内
の調子を示す
シグナルなんだね

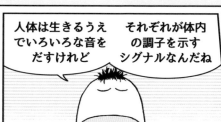

それにしても
困ったな

こんなに
うるさいと
眠れないよ

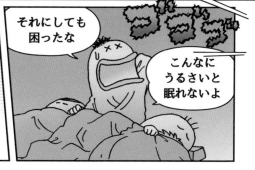

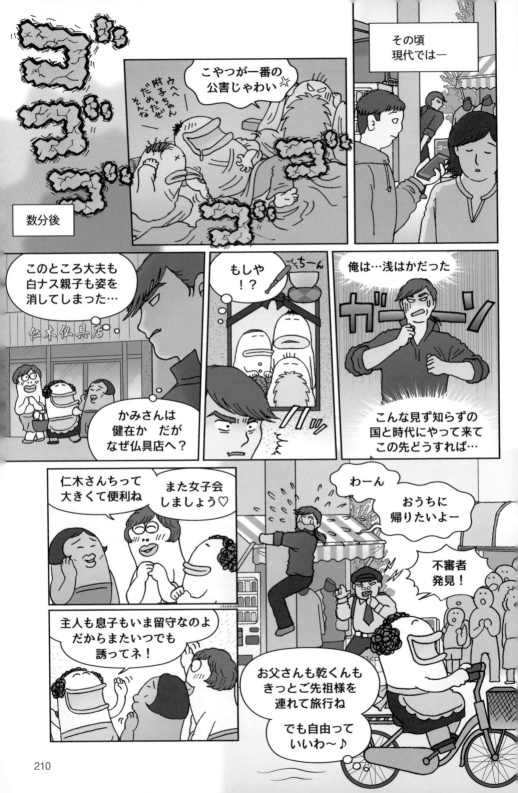

210

第13話
ようこそ芳しき館へ

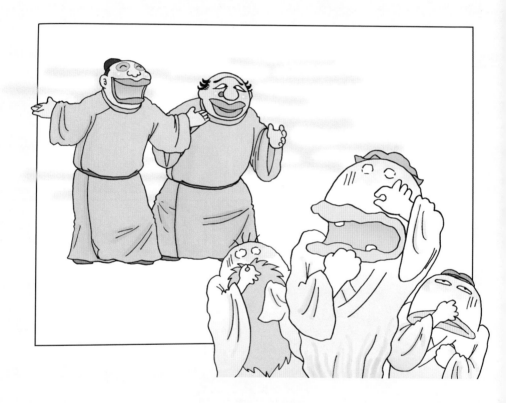

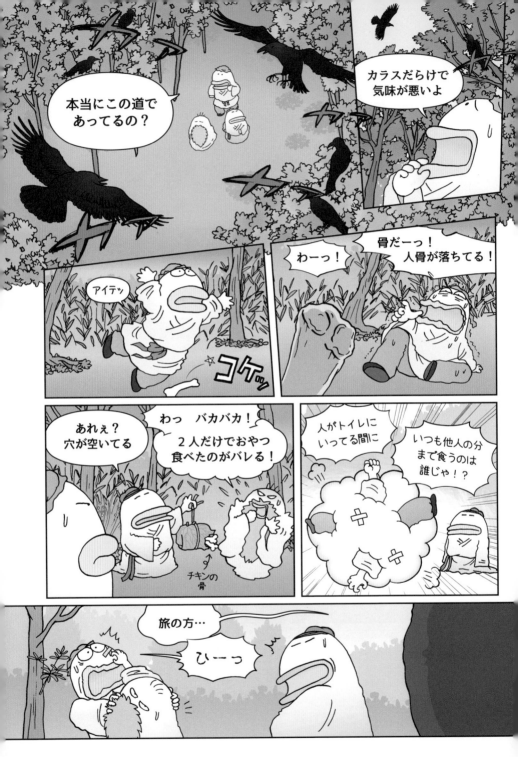

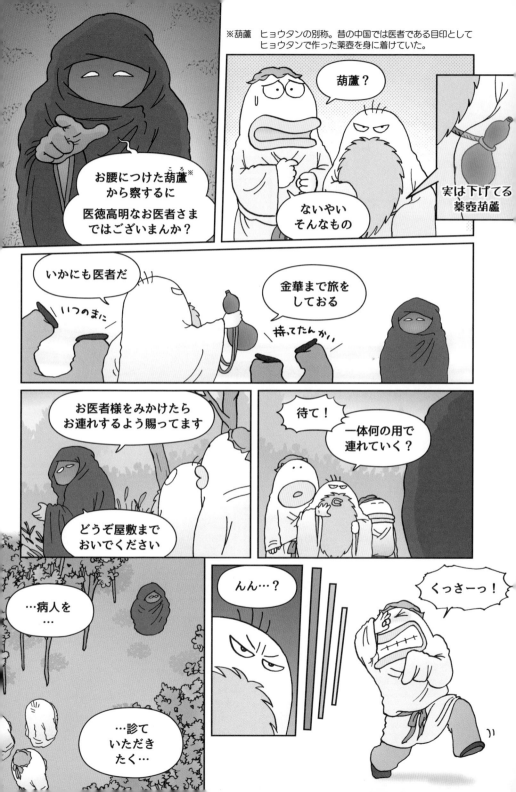

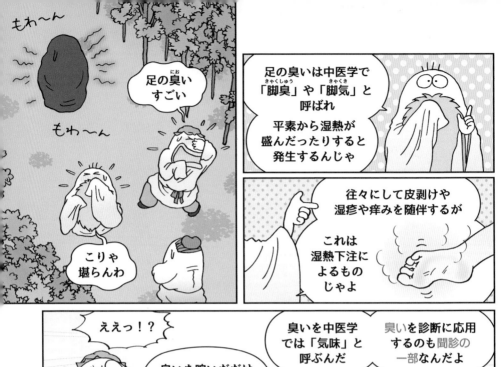

もわ〜ん

足の臭い
すごい

もわ〜ん

こりゃ
堪らんわ

足の臭いは中医学で
「脚臭(きゃくしゅう)」や「脚気(きゃくき)」と
呼ばれ

平素から湿熱が
盛んだったりすると
発生するんじゃ

往々にして皮剥けや
湿疹や痒みを随伴するが

これは
湿熱下注に
よるもの
じゃよ

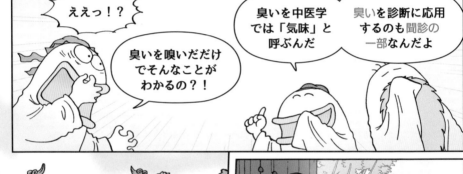

ええっ！？

臭いを嗅いだだけ
でそんなことが
わかるの？！

臭いを中医学
では「気味」と
呼ぶんだ

臭いを診断に応用
するのも聞診の
一部なんだよ

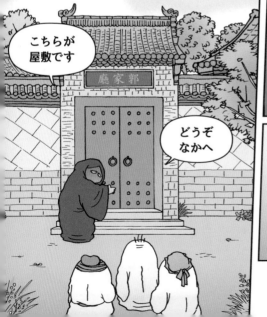

こちらが
屋敷です

郭家廳

どうぞ
なかへ

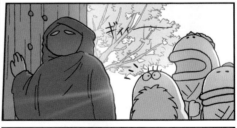

ギィィ

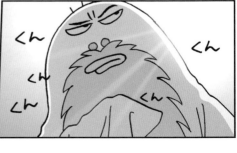

くん

くん

くん

くん

くん

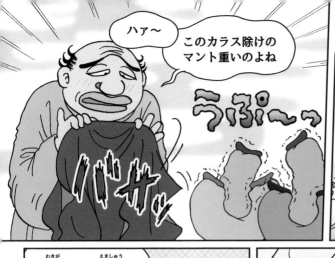

ハア～

このカラス除けの
マント重いのよね

らっぷ～っ

バサ

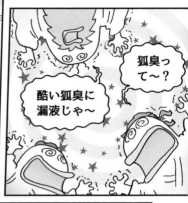

狐臭って～？

酷い狐臭に
漏液じゃ～

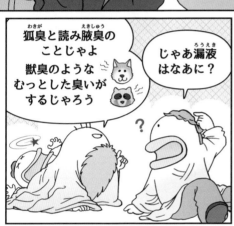

狐臭と読み腋臭の
ことじゃよ
獣臭のような
むっとした臭いが
するじゃろう

じゃあ漏液
はなあに？

？

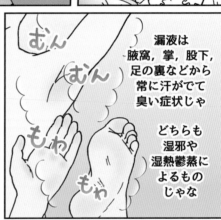

むん

むん

もわ

もわ

漏液は
腋窩，掌，股下，
足の裏などから
常に汗がでて
臭い症状じゃ

どちらも
湿邪や
湿熱鬱蒸に
よるもの
じゃな

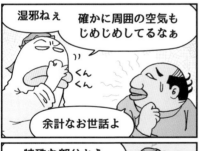

湿邪ねぇ

確かに周囲の空気も
じめじめしてるなぁ

くん
くん

余計なお世話よ

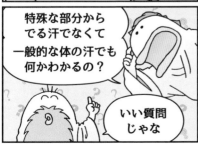

特殊な部分から
でる汗でなくて
一般的な体の汗でも
何かわかるの？

いい質問
じゃな

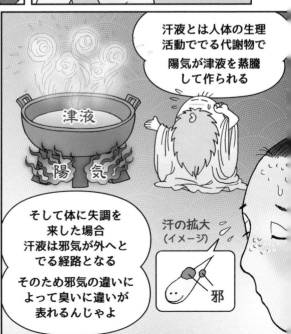

汗液とは人体の生理
活動ででる代謝物で
陽気が津液を蒸騰
して作られる

津液

陽気

そして体に失調を
来した場合
汗液は邪気が外へと
でる経路となる

そのため邪気の違いに
よって臭いに違いが
表れるんじゃよ

汗の拡大
（イメージ）

邪

汗臭を診る

体からでる汗の臭いでは外感六淫の邪気や内傷雑病でこんな違いがあるぞ

外感病		内傷病	
症状	症状	症状	症状
臭気なし	酸腐臭	汗が黄色く特殊な臭気	陰水浮腫の患者でアンモニア臭がする 小便不利を伴う
意義	意義	意義	意義
風邪襲表や衛気不足で肌表が固摂されず発汗して無臭 風邪	気分の実熱が盛ん あるいは長期に及ぶ陰虚証 気分の熱 陰虚の熱	痹証にみられ風湿の邪が肌表に留まり化熱して経絡を壅ぐ 湿熱 風	汗液から毒邪がでる危険な状態

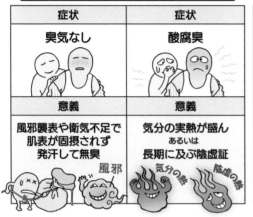
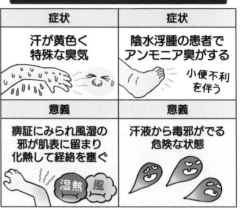

あれ？僕

くんくん

酸っぱい臭いがする

一昨日は風呂入ったのに

発汗の多い季節などに衣服や身体の不衛生で臭う汗の臭気と

病的な臭気は別のものだから気をつけて観察しないとね

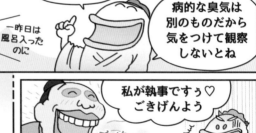

診て欲しいという病人はどこにおる

ではこれより先はこの屋敷の執事に案内をさせます

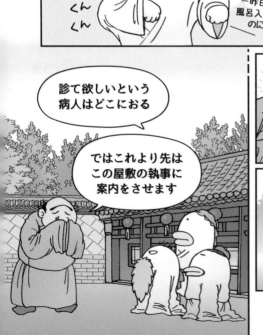

私が執事ですぅ♡ごきげんよう

もわ～

もわ～っ

あらら？どうなさったの？

う～ん

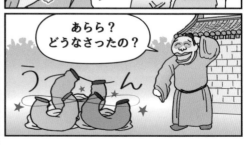

口臭を診る

口臭には口腔に病変がある場合と

腸胃に病変がある場合に分かれるぞ

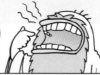

※牙疳 歯肉や口腔粘膜に潰瘍を生じる病気、壊血病

口腔内不衛生に起因

症状	肉や血の腐臭がして近寄り難い	食物の腐敗臭	
	牙疳※の口臭	齲歯の口臭	口腔内の不衛生
意義	風熱の邪や汚濁の気によって歯茎が腐乱し奇臭を放つ	食べ物の糟が歯の空洞部に残り発酵して腐った臭いを放つ	歯磨きを怠るなどで口腔内に残った食物の糟が腐敗し臭いを放つ

※便溏不爽 軟便・下痢便の排便後に残便感があること

腸胃の熱に起因

症状	悪臭		酸臭
	歯茎の腫痛や口内炎を伴う	体が重く怠い　口苦　便溏不爽※を伴う	食べたがらない　脘腹脹満で拒按　噯腐吞酸　臭い屁
	胃火上炎	脾胃蘊熱	宿食内停
意義	辛いものの過食や五志の化火で内熱蓄積　➡　胃火が上炎して口臭に	高脂質食品や辛いものの過食で内熱蓄積　➡　胃気が上逆するに伴い臭気があがる	暴飲暴食で胃の動きが失調し宿食が停滞　➡　発酵した腐濁臭が上逆して口臭に

その他に起因

症状	口臭のほかに咳や粘稠度が高く生臭い痰を伴う	口臭のほかに長期に及ぶ口腔内や舌の炎症	生臭い口臭　口淡　水分摂取が進まない
	痰熱壅肺	陰虚火旺	中焦寒湿
意義	風熱邪が裏に入り津液を煉る　➡　痰が肺を塞ぎ気血を壅滞させ肉が腐り口臭となる	陰虚火旺から虚火が上炎　➡　口腔内に生じた炎症が口臭に	中焦にある寒湿が長期に渡り胃の降濁を阻害　➡　胃の濁気が上汎して口臭に

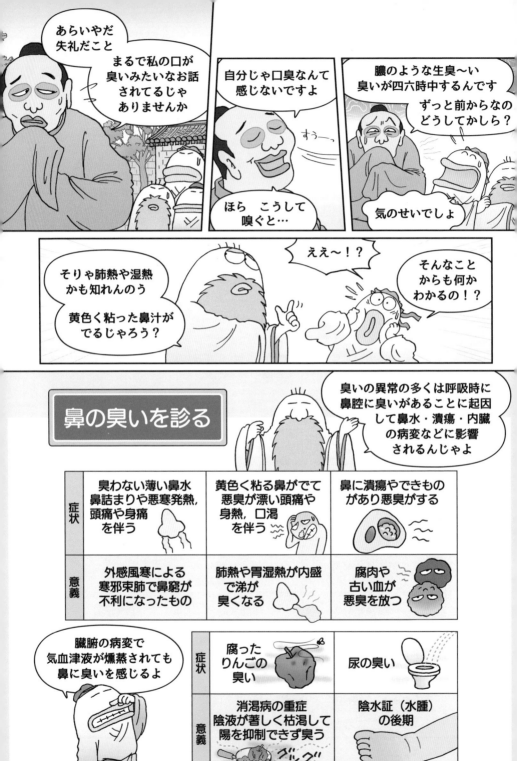

あらいやだ 失礼だこと まるで私の口が臭いみたいなお話されてるじゃありませんか

自分じゃ口臭なんて感じないですよ

ほら こうして嗅ぐと…

膿のような生臭〜い臭いが四六時中するんです

ずっと前からなの どうしてかしら？

気のせいでしょ

そりゃ肺熱や湿熱かも知れんのう

黄色く粘った鼻汁がでるじゃろう？

ええ〜！？

そんなことからも何かわかるの！？

鼻の臭いを診る

臭いの異常の多くは呼吸時に鼻腔に臭いがあることに起因して鼻水・潰瘍・内臓の病変などに影響されるんじゃよ

症状	臭わない薄い鼻水鼻詰まりや悪寒発熱，頭痛や身痛を伴う	黄色く粘る鼻がでて悪臭が漂い頭痛や身熱，口渇を伴う	鼻に潰瘍やできものがあり悪臭がする
意義	外感風寒による寒邪束肺で鼻窮が不利になったもの	肺熱や胃湿熱が内盛で涕が臭くなる	腐肉や古い血が悪臭を放つ

臓腑の病変で気血津液が燻蒸されても鼻に臭いを感じるよ

症状	腐ったりんごの臭い	尿の臭い
意義	消渇病の重症陰液が著しく枯渇して陽を抑制できず臭う	陰水証（水腫）の後期

耳の臭いを診る

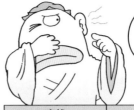

耳の臭いからもこんなことがわかるんだね

症状	意義		症状	意義	
内耳から膿が流れて臭う	風湿熱の邪気が耳を塞ぐ	化膿すると膿がでて臭う	内耳におから様の膿がでて臭う	湿熱が肉を腐らし骨を損傷	久しく蘊蒸して臭くなる

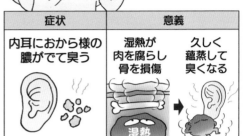

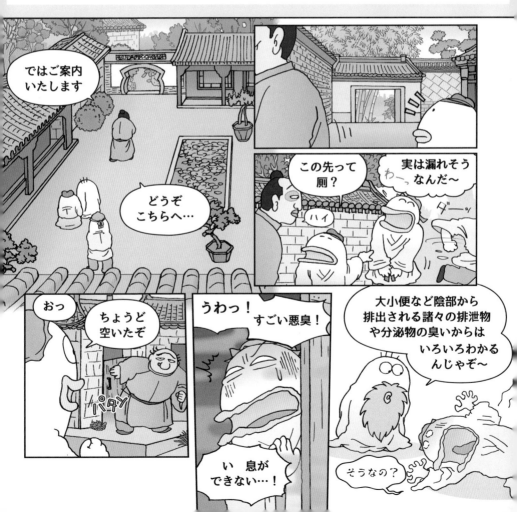

ではご案内いたします

どうぞこちらへ…

この先って厠？

ハイ

実は漏れそうなんだ〜

わー

ダーッ

おっ

ちょうど空いたぞ

パタン

うわっ！

すごい悪臭！

い　息ができない…！

大小便など陰部から排出される諸々の排泄物や分泌物の臭いからはいろいろわかるんじゃぞ〜

そうなの？

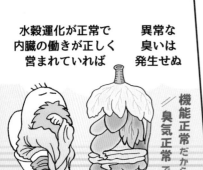

水穀運化が正常で
内臓の働きが正しく
営まれていれば

異常な
臭いは
発生せぬ

機能正常だから
臭気正常です

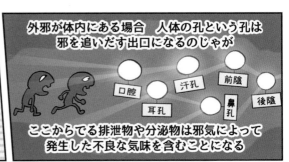

外邪が体内にある場合　人体の孔という孔は
邪を追いだす出口になるのじゃが

口腔　汗孔　前陰
耳孔　鼻孔　後陰

ここからでる排泄物や分泌物は邪気によって
発生した不良な気味を含むことになる

排泄物と分泌物の臭いを診る

故に下陰からの
排泄物は大切な
情報じゃのう

1 小便を診る

症状	意義
・むっとする臭い ・色は濁った黄 ・頻尿，排尿痛，口苦	膀胱湿熱内盛 膀胱

症状	意義
・臭わずやや生臭い ・体や四肢の冷え ・乏力，眠気，腰膝痠軟	腎陽虚から 濁液を小便へと 気化できない 濁液

2 大便を診る

症状	意義
・耐え難い臭い ・裏急後重 ・舌質紅 舌苔黄	大腸の 湿熱が盛ん

症状	意義
・大便が軟ら かく生臭い	大腸や脾胃に 寒がある 寒

症状	意義
・醜い色だが 臭いはない	長患いから 大腸の気や 胃気が衰敗

3 矢気（屁）を診る

症状	意義
・腐卵臭 ・食欲減退 ・脘腹脹満	暴飲暴食から 中焦に食積が あり腑気が不暢 あるいは 腸に宿糞が停滞 糞気

症状	意義
・澄んだ音 ・連続性 ・臭わない ・急躁易怒 ・両脇脹満	肝鬱気滞で 大腸腑の気が 不暢 肝

症状	意義
・連続性 ・下腹部が 垂れて脹る ・内臓下垂や 脱肛を伴う	気虚で 大腸腑の気が 不暢となる

④ 悪露や帯下を診る

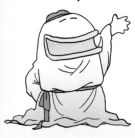

下陰からの分泌物には婦人のものもあるね

症状	経血や産後の悪露が止まらず悪臭がする	帯下に悪臭があり黄色く粘る	帯下が生臭く白色で希薄
意義	熱邪が胞宮に侵入	湿熱下注	腎寒湿

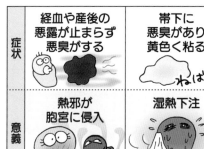

ねばーっ

胞宮

胞宮

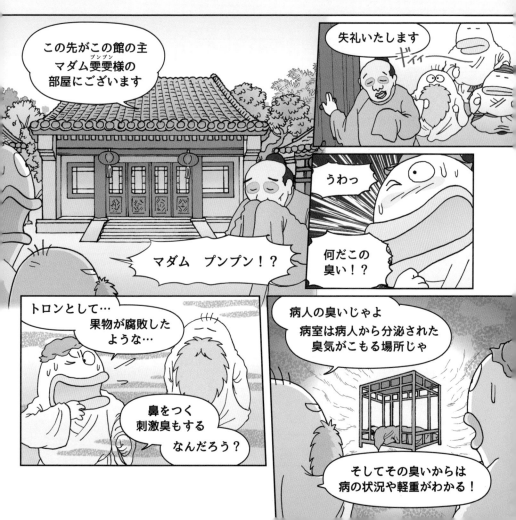

この先がこの館の主マダム雯雯様の部屋にございます

失礼いたします

ギィィーー

マダム プンプン！？

うわっ

何だこの臭い！？

トロンとして…果物が腐敗したような…

鼻をつく刺激臭もする

なんだろう？

病人の臭いじゃよ病室は病人から分泌された臭気がこもる場所じゃ

そしてその臭いからは病の状況や軽重がわかる！

病室の臭いを診る

例えばこんな臭いからはこんなことがわかるよ

1 外感病者の病室の臭い

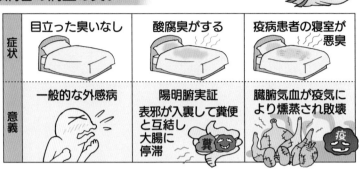

症状	目立った臭いなし	酸腐臭がする	疫病患者の寝室が悪臭
意義	一般的な外感病	陽明腑実証 表邪が入裏して糞便と互結し大腸に停滞 糞	臓腑気血が疫気により燻蒸され敗壊 疫

2 内傷雑病者の病室の臭い

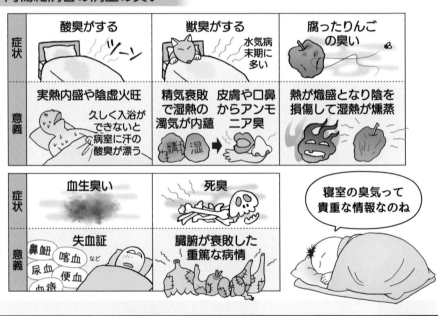

症状	酸臭がする	獣臭がする 水気病末期に多い	腐ったりんごの臭い
意義	実熱内盛や陰虚火旺 久しく入浴ができないと病室に汗の酸臭が漂う	精気衰敗で湿熱の濁気が内蘊 精 湿 → 皮膚や口鼻からアンモニア臭	熱が熾盛となり陰を損傷して湿熱が燻蒸

症状	血生臭い	死臭
意義	失血証 鼻衄 喀血 など 尿血 便血 血痔	臓腑が衰敗した重篤な病情

寝室の臭気って貴重な情報なのね

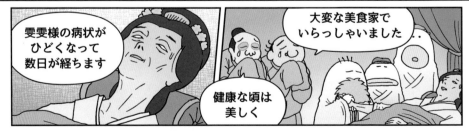

雯雯様の病状がひどくなって数日が経ちます

大変な美食家でいらっしゃいました

健康な頃は美しく

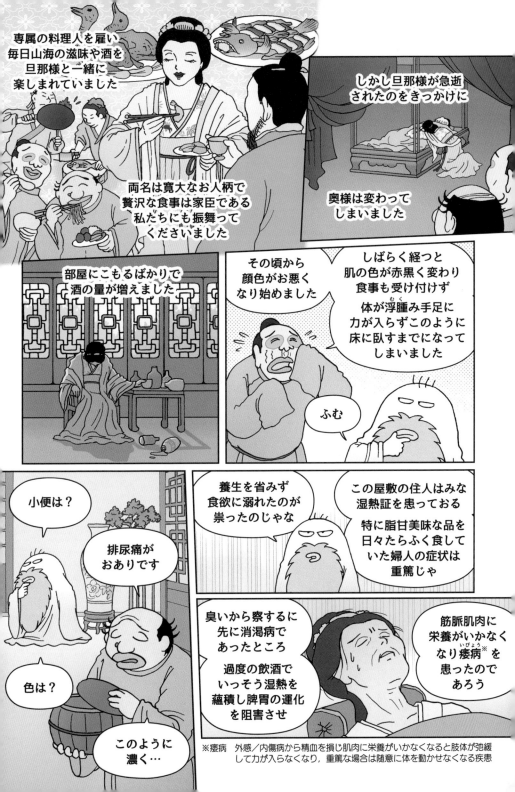

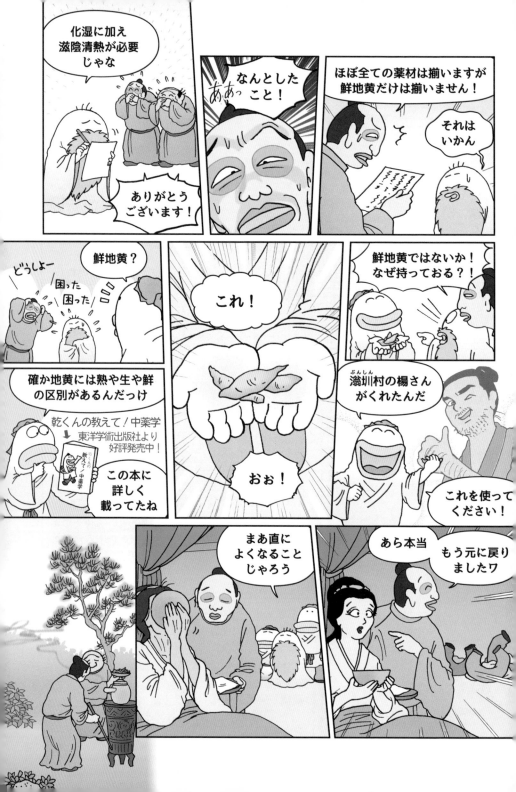

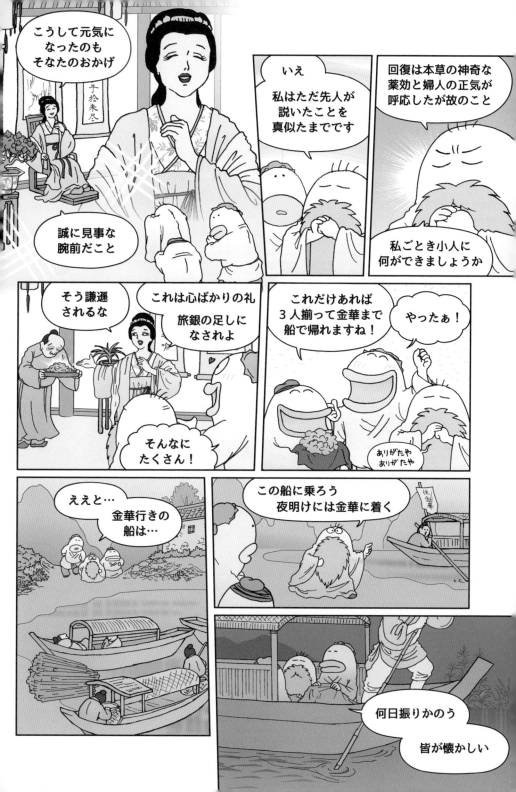

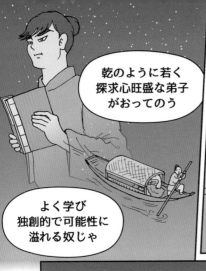

乾のように若く
探求心旺盛な弟子
がおってのう

よく学び
独創的で可能性に
溢れる奴じゃ

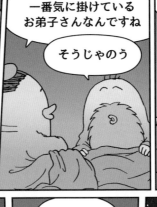

一番気に掛けている
お弟子さんなんですね

そうじゃのう

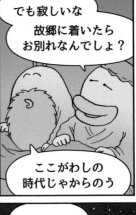

でも寂しいな
故郷に着いたら
お別れなんでしょ？

ここがわしの
時代じゃからのう

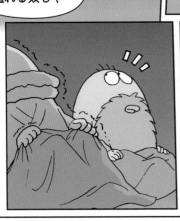

みろ　乾

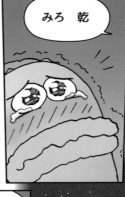

変わらんぞ

夜空の星は
其方の時代でも

変わらずに
輝いておった

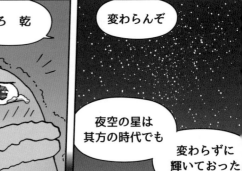

乾　其方には
わしの血が
流れておる

我々は中医学を継承し
発展させる志を以て時代
を超えて繋がっておる

中医学の知恵には星の
光のようにいつの世にも
変わらぬ真実がある

わしらはその瞬きを
未来へと繋ぐ仲間じゃ

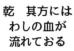

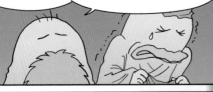

その思いを
わしと思え

そなたの傍らに
いつも寄り添って
おるぞ

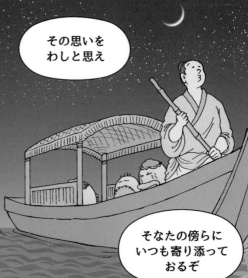

226

下巻 第14話につづく！

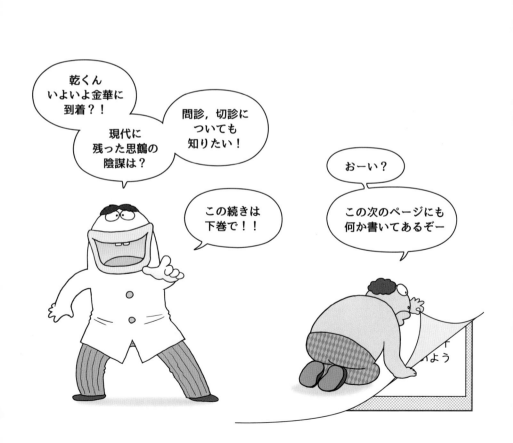

あとがき

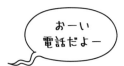
おーい
電話だよー

漢方薬製薬会社の
学術課に勤める私
には、大きな悩み
がありました。

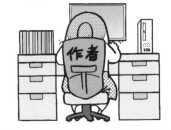

顧客の薬局や医師の先生方から、
漢方に関しての質問や相談を受
けることがあるのですが、これ
がなかなか難しいのです。

なぜ難しいのかを考えてみると、
それは証や症状を説明するにあ
たり、日本では共通語がないか
らだということに気づきました。

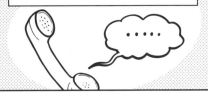

例えば痰飲証だとするならば、舌象が
胖大であったり歯痕があったり、脈が
滑であったり咳に痰鳴音があったり、

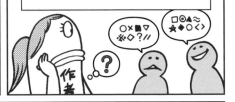

胖大舌　歯痕

滑脈

浮
中
沈

あるいは胸悶や腕痞や納呆悪心や手足
の浮腫みなどの証候があるものが基本
的な痰飲証です。

胸悶　悪心

浮腫み

中医学を学んだ方であれ
ば、痰飲証ではこのよう
な所見を伴うことをご存
知でしょう。

さらには要因として脾胃
の運化失司や肺の宣降失
常などの背景があること
もご存知だと思います。

痰飲証について話し合う
には、こうした体の病理
作用や病機について、共
通した基礎知識がなけれ
ば会話は成り立ちません。

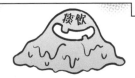
痰飲

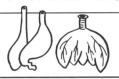
知識なしでは
マニアックな会話
に入れないのと
似ている

228

しかし日本において、漢方薬の服薬指導をされている立場の方すべてが共通した均一の基礎を有しているとは限りません。

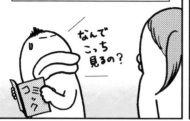

なんでこっち見るの？

コミック

独学で学んだり、勉強会で学ばれたり、あるいは学んだ学派の違いがあるなどで、治療者は異なる基礎知識や考え方を習得しています。

まるわかり!! 弁証論治

漢方入門

傷寒論を学ぶ

そのまた違う学派の本

ある学派の本

こうした背景から、基礎を習得した過程の環境によって学習者の知識が不揃いになり用語の理解に齟齬が生じて

結果として互いの知識や情報の共有が難しくなってるんじゃないかしら？

それって中医学のリテラシーの問題だよね？

これに悩んでたんだ

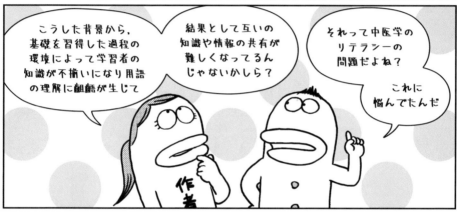

作者

もうひとつ難しく感じていたことは、患者様についての情報です。

相談では、ほとんどの方が西洋医学的な疾患名や検査の数値などの情報を教えて下さいます。

病名：糖尿病
血糖（GLU）：168
ヘモグロビンA1C：6.5
グリコアルブミン：17.2
クレアチニン：7.5

ですが弁証の根拠となる中医学的に見た臨床表現に関する具体的な情報は少なく、治療者はこれらの情報を十分に集めきれていないように感じました。

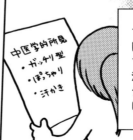

中医学的所見
・ガッシリ型
・ぽっちゃり
・汗かき

現代医学では優れた診断を行う上で、高度な検査機器を揃えることは必須です。

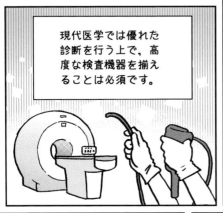

しかし中医学において優れた診断を行うには ——

見て！聞いて！嗅いで！触って！問いて！

病態を的確に判断すること！

すなわち四診が肝要です。

しかし見渡してみると、弁証論に関して書いた書籍はたくさん目にしますが、四診に特化したものは数少ないことに気がつきました。

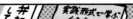

かわいそうに、四診は「弁証」という行為を支える縁の下の力持ちであるのに

日本ではなかなかスポットライトを浴びることができなかったのである

私は中医診断学を学んでいた当時、中国の友人が現地で買ってくれた問題集複数冊を複数回ずつ解いたり、

当時北京中医薬大学本校のHPが公開していたオンラインの問題集を活用したりするなどして学習しました。

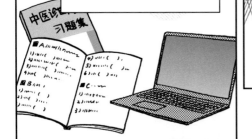

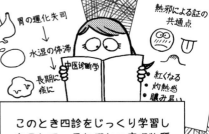

このとき四診をじっくり学習したことで、それぞれの病理物質が如何に生成されるのかや

諸々の邪はどんな臨床特徴を呈するのかなど、病態を分析する為に必要不可欠な知識を頭に叩き込むことができたと思います。

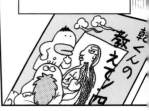

そしてお陰様で
この度、四診を
マンガにまとめ
るに至りました。

物資や人流の
国際化

インターネット
の普及

ありがたや
ありがたや

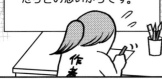

本場への留学など、整った環境で
学ぶに越したことはありませんが

参考にする資料や勉強方法や工夫
次第では、国内であってもそれな
りの内容が学べる時代になったの
だなと有難く感じました。

マンガとしてまとめた理
由は、現代を生きる多忙
な学習者の限られた時間
の中でも、楽しく知識を
伸ばすことを可能にでき
たらとの思いからです。

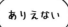

どんな小さな症状からも
その陰陽を見定めること
ができるのだということ

そしてそれを可能にした
中医学の繊細な観察力を、
本書を通し多くの方々に
気軽に学んでいただけれ
ば嬉しいです。

そして本書が四診に対する理解を
助け、皆様の中医学リテラシーの
向上に少しでもお役に立てること
を願っています。

ええっ？
この本 そんなに
スゴイの？

ありえない

最後までお読みいただきありがとうございました。
また下巻でお会いしましょう！

2021年　冬至
石井　尊子

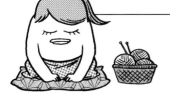

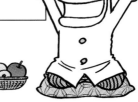

【著者略歴】

石井 尊子（いしい たかこ）

英国 Mary Reid International School of Beauty 卒業。2012 年より漢方製剤を扱う製薬会社の学術課に勤務。2008 年北京中医薬大学日本校中医薬膳科修了。2011 年北京中医薬大学日本校中医中薬専攻科卒業。同年国際中医師の資格を所得。

著書に『乾くんの教えて！中薬学』（2017 年・東洋学術出版社）

乾くんの教えて！四診・上巻

2022年3月10日　　　　　　　　第1版　第1刷発行

著　者　　石井　尊子
発行者　　井ノ上　匠
発行所　　東洋学術出版社
　　　　　　〒272-0021　千葉県市川市八幡2-16-15-405
　　　　　　販売部：電話 047（321）4428　FAX 047（321）4429
　　　　　　　　　　 e-mail hanbai@chuui. co. jp
　　　　　　編集部：電話 047（335）6780　FAX 047（300）0565
　　　　　　　　　　 e-mail henshu@chuui. co. jp
　　　　　　ホームページ　http://www. chuui. co. jp/

カバー・表紙デザイン／山口　方舟　　イラスト／石井　尊子
印刷・製本／上野印刷所
◎定価はカバーに表示してあります　◎落丁，乱丁本はお取り替えいたします
2022 Printed in Japan©　　　　　　ISBN 978 - 4 - 910643 - 67 - 0 C3047

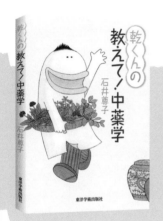
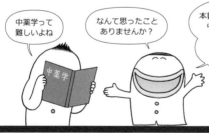

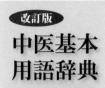

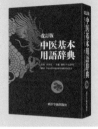

監修／高金亮　主編／劉桂平・孟静岩
翻訳／中医基本用語辞典翻訳委員会
Ａ５判　912 頁　ビニールクロス装・函入り
定価 9,460 円（本体 8,600 円＋税）

● 中医学を学ぶ人なら，必ず手元に置きたい「基本用語辞典」
中国伝統医学の入門者や臨床家にぴったりの辞典。医師・薬
剤師・鍼灸師・看護師・栄養士など幅広い医療従事者ならび
に医学生・薬学生・鍼灸学生や，薬膳・気功・太極拳・中医
美容など，中国伝統医学を学ぶ人すべての必携参考書。

● 新たに 668 語を追加して"大改訂"
今回の改訂では，旧版では欠けていた 2 字の中医学の専門用
語を中心に追加。旧版の用語約 3,500 語と合わせ，合計約
4,200 語を収載。さらに見出し用語の扱いを改め，探したい
用語を引きやすく編集し直した。

「証」の診方・治し方
－実例による
　　トレーニングと解説－

呉澤森・高橋楊子著
Ｂ５判並製　328 頁　　　　　定価 4,180 円（本体 3,800 円＋税）
厳選した 30 の実症例を例に，呈示された症例をまず自力で解き，
その後に解説を読むことで「証」を導く力を鍛える。

「証」の診方・治し方2
－実例による
　　トレーニングと解説－

呉澤森・高橋楊子著
Ｂ５判並製　352 頁　　　　　定価 4,180 円（本体 3,800 円＋税）
この症例はどのように分析・治療すればよいのか。第 2 弾。

中医弁証学

柯雪帆著　兵頭明訳
Ａ５判並製　544 頁　　　　　定価 5,610 円（本体 5,100 円＋税）
本書は基礎理論と臨床をつなぐキーとなる弁証を専門に解説した
名著の 1 つ。証を立体的・動態的に捉えた画期的な解説書。

中医診断学ノート

内山恵子著
Ｂ５判並製　184 頁　　　　　定価 3,520 円（本体 3,200 円＋税）
チャート式図形化で，視覚的に中医学を理解させる画期的なノー
ト。中医学全体の流れを俯瞰的に理解できるレイアウト。増刷を
重ねる好評の書。

問診のすすめ
－中医診断力を高める

金子朝彦・邱紅梅著
Ａ５判並製　2 色刷　200 頁　定価 3,080 円（本体 2,800 円＋税）
　患者の表現方法は三者三様，発せられる言葉だけを頼りにする
と正しい証は得られません。どんな質問を投げかければよいのか，
そのコツを教えます。問診に悩む臨床家の問診レベルを高め，弁
証力向上へと導く 1 冊。

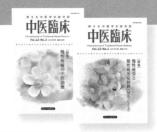